医学细胞生物学实验指导

主　　编　雷　莉

编写人员　（按姓名汉语拼音排序）

陈　萍　陈妍珂　侯　妮　胡劲松

胡晓岩　蓝　茜　雷　莉　秦棪楠

肖　轩　杨　娟　张　丹

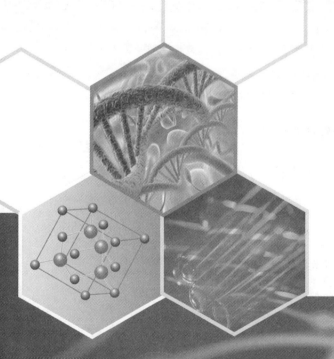

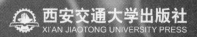

西安交通大学出版社

XI'AN JIAOTONG UNIVERSITY PRESS

图书在版编目(CIP)数据

医学细胞生物学实验指导/雷莉主编. — 西安：
西安交通大学出版社，2022.8
ISBN 978-7-5605-9433-0

Ⅰ．①医… Ⅱ．①雷… Ⅲ．①医学－细胞生物学－实
验－高等学校－教材 Ⅳ．①R329.2-33

中国版本图书馆 CIP 数据核字(2022)第 059912 号

YIXUE XIBAO SHENGWUXUE SHIYAN ZHIDAO

书　　名	医学细胞生物学实验指导
主　　编	雷　莉
责任编辑	赵文娟
责任校对	张静静
装帧设计	阎　亮

出版发行	西安交通大学出版社
	（西安市兴庆南路 1 号　邮政编码 710048）
网　　址	http://www.xjtupress.com
电　　话	(029)82668357　82667874(市场营销中心)
	(029)82668315（总编办）
传　　真	(029)82668280
印　　刷	陕西奇彩印务有限责任公司
开　　本	787 mm×1092 mm　1/16　印张 5.75　字数 144 千字
版次印次	2022 年 8 月第 1 版　　2022 年 8 月第 1 次印刷
书　　号	ISBN 978-7-5605-9433-0
定　　价	29.00 元

前言 FOREWORD

　　细胞是生物体生命活动结构与功能的基本单位。医学细胞生物学不仅是医学专业重要的基础学科,也是一门实践性很强的学科。因此,细胞生物学实验教学是对细胞生物学理论教学极其重要的补充,学生实验操作的基本技能、动手能力、创新意识、科学探索精神以及综合科研素质的培养都要通过实验教学得以实现。此外,细胞生物学内容发展迅速,实验技术更新快,为了提高实验教学水平以满足对学生培养的需求,需要对原有的细胞生物学实验进行必要的增补和修改。

　　本书的编写在实验技术层面兼具基础性、科学性和综合性,力求做到实验过程描述具体详尽,实验原理和实验背景介绍全面深入,实验方法可靠。全书实验内容包括三个部分:第一部分,基础性实验,包括经典的细胞系实验,如细胞器形态学及细胞生理等四个实验,充分利用有限的实验课课时,印证课堂教学的内容,学习基本实验方法和实验技术,同时训练学生对所学知识和实验技术的综合分析与运用能力、独立思考与工作能力;第二部分,综合性实验,涵盖了动物细胞的原代培养,传代培养,培养细胞的形态观察、计数与细胞活力测定,细胞的冻存与复苏四个实验,在基础实验的基础上,使学生将学过的零散细胞生物学知识串联起来,注重培养学生综合分析和解决问题的能力;第三部分,研究性实验,包括细胞融合实验、线粒体功能测定、细胞凋亡检测、细胞分化四个实验,旨在以细胞生物学的研究内容为主,结合其他学科的知识与技术,在教师的指导下,学生自主选题、设计实验方案、开展科学研究、撰写研究论文,使学生得到科学研究的初步训练。

本书由多年从事细胞生物学教学和科研的教师执笔。参与编写的人员有(以姓氏笔画为序)杨娟(实验五)、肖轩(实验八)、张丹(实验十二及附录部分)、陈萍(实验六)、陈妍珂(实验三)、胡劲松(实验九)、胡晓岩(实验二)、侯妮(实验一、实验四)、秦棪楠(实验十)、蓝茜(实验十)、雷莉(实验七)。由于编者水平有限,编写时间仓促,本书可能存在错误和不足之处,诚请读者指正。

雷莉

2022 年 8 月

目录 CONTENTS

实验室规则、实验室注意事项及实验报告要求

一、实验室规则及实验室注意事项

（1）上实验课时应携带实验指导、教材、实验报告本和绘图文具。每次实验前应提前预习实验指导，了解实验目的、内容、实验原理、大致的实验操作及注意事项。

（2）进入实验室应穿好白大褂，进入细胞培养室时，需要戴好帽子和口罩，换上实验室专用拖鞋进入实验室。

（3）实验过程中应保持安静，不允许大声喧哗、随意走动或进行与实验无关的活动。尊重实验动物，不要随意折磨实验动物。注意节约使用实验材料、试剂等，爱护所使用的一切仪器及用品，如有损坏应立即报告，并主动登记说明情况。

（4）学生在实验操作过程中要注意安全，使用易燃、易爆、有毒、带菌、腐蚀性物质或放射性物质等材料时，应严格按照操作规程要求进行，要按指定地点倾倒污水及废物，以防失火和避免污染，实验过程中无论发生任何事故，都要立即采取有效的紧急处理措施，并及时报告指导老师。

（5）实验室内不允许吃东西、吸烟及随地吐痰。实验过程中应保持工作区清洁，实验完毕应清理自己的实验台、实验器具，并如数归还，此外，试剂级药品等应归位，关闭仪器。按规定安排值日，打扫整个实验室，不能将废弃物丢入水池内，以免造成堵塞。离开时注意检查水、电、气、门窗等是否已关闭，没有问题方可离开实验室。

二、关于实验报告的书写要求

实验报告是对每次实验观察、分析及所得结果的真实记载，是科学的记录。实验报告的形式可以根据实验内容的不同分为三类：文字描述、绘图和列表记录。

1. 文字描述

文字描述是将观察或实验所得结果客观地加以描述，有时还需做进一步分析，在此过程中，学会抓住主要问题，描述准确，条理清晰，文字简明。

2.绘图

绘图是将所观察标本的形态结构或在显微镜下的观察视野通过作图的方式来表达。其要求如下：

(1)真实、准确、简洁、明了；严禁抄袭教材或他人的图。

(2)图各部分比例应与标本或图像一致，每幅图的大小、位置须布局合理。

(3)图上所有标注文字引线应水平伸出，各引线不能交叉，图的名称写在图的下面。

3.列表记录

列表记录通常要求简洁、准确、有条理。

(1)标题：必要时写上参考标注和日期。

(2)行和列的表头：附上合适的测量单位。将相关数据和特性按类别垂直列出，用行展示不同的实验处理、生物类型等。

(3)脚注：解释缩写符号、修饰符号及单个细节。

第一篇　基础性实验

实验一 普通光学显微镜的基本构造与使用方法

 【实验目的】

(1)熟悉普通光学显微镜的基本构造和性能。

(2)掌握低倍镜、高倍镜的正确使用方法,初步了解油镜的使用方法。

(3)学会使用测微尺。

 【实验原理】

光学显微镜是生命科学研究和医学诊断的重要工具。光学显微镜由机械部分、光学部分和照明部分组成(图1-1)。光学部分由物镜和目镜两个凸透镜组成。光源发出的光通过聚光器和载物台的中心圆孔等照亮切片。当切片放在物镜下被聚焦时,我们的视网膜上就会形成一个放大的倒立图像。普通光学显微镜的横向分辨率约为 0.5 μm,纵向分辨率约为 1 μm。适合光镜观察的切片厚度是 1~10 μm。

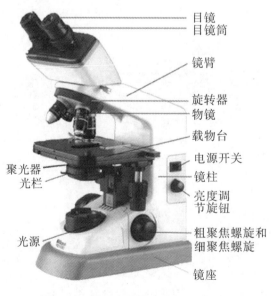

目镜
目镜筒
镜臂
旋转器
物镜
载物台
电源开关
镜柱
亮度调节旋钮
粗聚焦螺旋和细聚焦螺旋
镜座
聚光器
光栏
光源

图1-1 普通光学显微镜的基本结构

扫码看彩图

大多数动物细胞是球形或椭圆形的。球形细胞体积计算公式是$\frac{4}{3}\pi r^3$（"r"表示半径），椭圆形细胞体积公式是$\frac{4}{3}\pi ab^2$（"a"表示长半径，"b"表示短半径）。在显微镜下我们可以测量细胞的半径或长半径和短半径，并计算细胞体积。目镜测微尺是显微镜下测量物体的标尺，它是一个放在目镜平面上的小玻璃圆盘。圆盘中央刻有一条直线（图1-2A），此线被平分为若干格。每格的实际长度随实际放大率而变化，必须事先借助物镜测微尺进行校准。物镜测微尺是一张中央刻有刻度尺的载玻片。刻度尺尺长1000 μm，被平分为100格，每格长度是10 μm（图1-2A）。

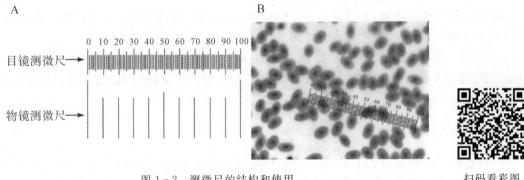

图1-2 测微尺的结构和使用　　　　　　　　扫码看彩图

【实验材料、试剂与器材】

1. 材料

蛙（蟾蜍）血涂片。

2. 试剂

油镜油、二甲苯。

3. 器材

光学显微镜、目镜测微尺、物镜测微尺、拭镜纸。

【实验方法与步骤】

（一）光学显微镜的构造

1. 机械部分

（1）镜座：位于显微镜的底部，用来稳定和支撑显微镜。

（2）镜柱：镜座和镜臂之间的连接结构，其上安装有粗聚焦螺旋和细聚焦螺旋。

（3）镜臂：镜柱和目镜筒之间的拱形柱状结构。

(4)目镜筒:用于装配目镜的双圆柱结构。两目镜的中心距离可以通过握住目镜筒的底部将其移近或移远来调整。在一只目镜筒的底部有一个拱形片,在另一只目镜筒的底部有一个白色小点。当白点指向拱形刻度的任何特定数字时,该数字表示两个目镜之间的中心距离。当这个数字等于瞳孔间宽度,您将得到一个合并的放大视图。

(5)调节器:在镜柱上装有大、小两种螺旋,大的称为粗聚焦螺旋,小的称为细聚焦螺旋,旋转任何调节器都可使载物台上下移动。转动粗聚焦螺旋,使载物台在垂直方向上做较快速度的上下升降,从而迅速调节物镜与标本的距离。使用低倍物镜时,可以用粗聚焦螺旋迅速找到要观察的对象。转动细聚焦螺旋可以使载物台缓慢地上升或下降,升降的距离一般不易为肉眼所察觉。使用高倍镜时必须用它进行比较精确的调节。

(6)旋转器:又称转换器,为目镜筒下方和载物台上方的圆盘状结构,可以自由旋转,其上嵌有 3 或 4 个圆孔,用于固定物镜。旋转此器可以调换物镜。

(7)载物台:在物镜下方,与镜柱相连,一个中央有一圆孔的小平台。台上装有夹压器(弹簧夹)或推进器,用于固定载玻片。载物台下方的旋钮控制其在 x 轴,y 轴方向(镜柱的垂直方向)的移动。

2. 照明部分

(1)聚光器:位于载物台的下方,是一个孔径可调的放大镜,用以收集光源发出的光,并通过载物台的中心圆孔将其会聚在载玻片上。镜柱上有一螺旋,转动时可使聚光器升降,上升时光线较强,下降时光线较弱。通常聚光器设置在靠近载物台下表面的位置。

(2)光栏:在聚光器的底部有一圆环,其内装有许多叠扇形的活动薄钢片,形似照相机的光圈。圆环外一侧的小柄能使钢片闭合或开启,以调节光线的强弱。如光线过强,则缩小照明面积,以减弱光线,反之则增强光线。

(3)光源:一般为典型的低压石英卤素灯泡,带有钨丝光源和可变控制。灯壳侧面通常有一个旋钮,用于调节光强等。

3. 光学部分

(1)目镜:目镜安装在目镜筒顶部。有 5×、10× 等放大倍数不同的目镜,数字越大,放大率越高。一般最常用的是 10× 目镜。

(2)物镜:旋转器上装有面向载物台的物镜。通常有 4 个不同放大倍数的物镜,分别为4×、10×、40× 和 100×,从最低放大倍数的物镜到最高放大倍数的物镜依次安装。物镜一般分为低倍镜、高倍镜和油镜三种。4×、10× 的物镜称为低倍镜;40× 的物镜称为高倍镜;100×的物镜为油镜。通常使用低倍物镜找到要观察的区域,然后使用高倍物镜和较短的工作距离进行细微观察。工作距离是指物镜前部元件与载玻片之间的距离。工作距离通常随着物镜放大倍数和孔径的增大而减小。比如 4× 的物镜的最长工作距离一般为 13 mm,10× 的物镜的最长工作距离一般为 6.5 mm,40× 的物镜的最长工作距离一般为 0.48 mm,100× 的物镜的最长工作距离一般为 0.23 mm。

(3)显微镜放大倍数的计算方法是目镜放大倍数×物镜放大倍数。如目镜放大倍数是10,物镜放大倍数是10,此时显微镜的放大倍数是 10×10＝100。

(二)光学显微镜的使用方法

1.对光及调整光强度

将显微镜的镜臂朝向自己,扭动粗聚焦螺旋,使载物台上升至最高(不能再扭动)。转动旋转器,使低倍物镜与光源在一直线上(在一直线时,该部分旋转器后方的小槽恰好嵌于镜筒后方小夹内)。调整光强度,使其有利于观察且柔和不刺眼。有两种方法可以调整灯光强度:一是旋转光强调节旋钮;另一种方法是向上或向下移动聚光器。

2.低倍镜的使用

(1)固定载玻片:将蛙(蟾蜍)血涂片放在载物台上,用夹压器的片夹将其固定。确保盖玻片朝上,且要观察的目标正好位于载物台的中心圆孔上方。

(2)对焦:由于最短的低倍物镜,4×物镜拥有最大工作距离和最宽视野,因此一般从4×的物镜开始观察。由显微镜侧面注视,旋转粗聚焦螺旋以提升载物台,直到4×的物镜前部元件与血涂片之间的间隙略小于物镜的工作距离(约13 mm)。然后以相反方向旋转细聚焦螺旋,以扩大4×的物镜和血涂片之间的间隙,同时通过目镜观察标本。您可以在工作距离处获得清晰图像(对焦图像)。转动细聚焦螺旋不得超过一圈。

(3)选择目标观察区域:扭动载物台下方的旋钮,使血涂片前、后、左、右移动。确保目标区域位于视野中央,然后切换到10×的物镜以获得更大的图像。若需要更进一步观察某一部分的结构时,可用高倍物镜观察。

3.高倍镜的使用

(1)由显微镜侧面注视,小心旋转旋转器,使高倍物镜(40×物镜)卡到位。由于视野减小导致光线减少,因此可增加光强度。通过目镜观察,小心旋转细聚焦螺旋,直到图像清晰。

(2)当观察未染色的标本时,可下降聚光器或/和调低聚光器的孔径,以增加对比度,从而获得清晰的图像。

4.油镜的使用

(1)使用高倍物镜聚焦观察后,确保观察目标位于视野中央,并稍微增加光强度。

(2)旋转旋转器,使油透镜(100×的物镜)在其卡到位前停止。将一小滴镜油(香柏油)滴到光束聚焦点上方的盖玻片上。

(3)完成旋转器的旋转,使油透镜卡到位。从显微镜侧面注视,小心上升载物台,直至油镜前部元件和盖玻片上的镜油刚好接触。

(4)缓慢旋转细聚焦螺旋,同时通过目镜观察,直到获得清晰的图像。如果对焦有困难,可以先小心地将载物台上升到油透镜的末端。小心不要损坏玻片。然后在通过目镜观察的同时,以相反方向旋转细聚焦螺旋,直至获得清晰的图像。

(5)观察完后,调低载物台,立即用拭镜纸清除油透镜上多余的镜油。中间折叠一张拭镜纸,滴一滴二甲苯除油剂,沿一个方向擦拭油透镜,以除去所有残余油。临时制片因有水分,故不能使用油镜。

5.完成观察

用显微镜完成观察后,旋转旋转器至最低放大倍数的物镜;将载物台降至最低且夹压器移到最左,并检查载物台是否清洁干燥;调节旋钮使光强最低;然后关闭电源。拔下电源插头,盖上防尘罩。

(三)测微尺的使用

1.使用低倍物镜确定目镜测微尺每小格表示的实际长度

(1)将目镜测微尺放入一个目镜筒,旋转目镜筒使目镜测微尺呈水平状态,"0"端在左侧。
(2)将物镜测微尺置于载物台上,使用低倍(4×或10×)物镜对焦并获得物镜测微尺的清晰图像。移动载物台,使物镜测微尺与目镜测微尺平行,且两尺的刻度"0"点对齐(图1-2A)。
(3)从左向右查看两尺刻度线重合处,记录重合处目镜测微尺和物镜测微尺的刻度。
(4)根据下式,计算此时目镜测微尺每小格表示的实际长度。

$$目镜测微尺每小格实际长度 = \frac{物镜测微尺格数}{目镜测微尺格数} \times 10(\mu m)$$

注意:

如果细胞太小,无法用低倍物镜精确测量,则应切换到高倍物镜(40×物镜),并按照上述步骤,确定40×物镜下目镜测微尺每小格表示的实际长度。

2.测量蛙(蟾蜍)血涂片的两个直径

(1)用蛙(蟾蜍)血涂片代替物镜测微尺。
(2)随机选取5个典型红细胞,用目镜测微尺测量其长径和短径(图1-2B),并记录数据。

3.计算蛙(蟾蜍)红细胞的平均体积

将长径和短径分别除以2,得到长半径和短半径的数值,并计算平均值。根据容积公式计算蛙(蟾蜍)红细胞的平均体积。

【实验结果及分析】

1.观察蛙(蟾蜍)血涂片

蛙(蟾蜍)血涂片标本通常采用苏木素-伊红(HE)染色。蛙(蟾蜍)红细胞呈椭圆形,其椭圆形细胞核染成深紫蓝色,细胞质染成浅粉紫色。有些涂片上还可看到形态不同的白细胞和血小板。依次用低倍镜、高倍镜、油镜观察。绘出你在显微镜下观察到的图像。

2.测量蛙(蟾蜍)红细胞

测量蛙(蟾蜍)红细胞的长径和短径,并计算红细胞的平均体积。

【注意事项】

（1）保持显微镜光学元件清洁对于高质量成像非常重要。显微镜上或显微镜内的灰尘、指纹、过量的浸油等都会导致对比度和分辨率降低。

不使用显微镜时，务必用防尘罩罩好显微镜。

必须保持目镜、物镜和聚光器等的清洁。绝不能以任何药物去接触镜体，不能用手指摩擦目镜或物镜。如果机械部分有尘埃，可用干净纱布轻拭；如果光学部分有尘埃，必须用干净软布或拭镜纸拭之。每次使用后，使用拭镜纸清除油物镜上的残余油。拭镜纸上的任何区域都不应与镜头接触两次，防止从透镜上清除的灰尘或污垢回流和刮伤透镜。

（2）观察时，确保样本的盖玻片向上。

（3）使用高倍镜时，应先用低倍镜观察样本。如果目标在较高放大倍数下丢失，应返回到低倍镜下开始观察。如果需要用油镜，也要先用低倍镜，然后经高倍镜，最后调到油镜。

（4）集中注意力进行观察，缓慢调节载物台升降，确保物镜、测微尺和样本切片不被压碎。调整至高放大倍率时，不应使用粗聚焦螺旋。

（5）观察者视网膜中呈现的是倒像，因此，欲观察标本的前部，应将标本向后移动，欲观察左部需向右移动标本。

（6）不要随意拆卸目镜筒或目镜测微尺。

【思考题】

（1）怎样区别低倍镜、高倍镜与油镜？

（2）当你需要用高倍镜或油镜时，为什么必须要从低倍镜观察开始？

（3）当镜下图像的光线太亮或者太暗时，应如何调节？

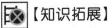

【知识拓展】

几种特殊的光学显微镜简介

1. 相差显微镜

光线通过不同介质时，常常会出现相位差或振幅与波长的变化。但是，相位差是人肉眼所不能分辨的，只有振幅和波长发生变化，我们才能观察到被检物体。

一般生物标本都经过特殊的固定和染色处理，光线通过标本时，会引起光的振幅或波长变化，因此我们在普通光学显微镜下就可以进行观察。未经染色处理的活细胞，多为无色透明，胞内各结构的折射率几乎无差异，光线通过时，虽然可能产生相位差，但不会发生振幅或波长的变化，所以在普通光学显微镜下很难被观察。相差显微镜通过安装一些特殊装置，将光的相位差转变为振幅差，从而用于活细胞的观察和研究。它不仅可以观察活细胞的存在和运动，也可以观察到细胞内的结构。

2. 暗视野显微镜

暗视野显微镜是利用光学上的丁达尔现象原理设计的。用中央遮光板或暗视野光聚光器，遮掉聚光器聚焦的照明光线的中央光束，使其不能由下而上地通过标本直接进入物镜，从而形成一个黑暗的视野。中央光束被阻，光线改变途径，经由中央遮光板周围斜射于被检标本。标本遇光线后发生反射或散射,散射光线投入物镜。因此在黑暗的视野背景下,就呈现出明亮的被检标本的衍射图像。

暗视野显微镜利用暗视野斜射照明,与普通光学显微镜相比,提高了分辨率,可观察到 $0.004\sim0.2~\mu m$ 的微细结构。但是,暗视野显微镜利用被检物体表面散射的光层进行对物体的观察,在暗视野中看到的只是标本的衍射图像,所以只能看到物体的存在和运动,不能分辨清物体的细微结构。暗视野显微镜通常被用于观察未经染色的活体细胞或胶体粒的形态和运动。

3.荧光显微镜

在生物体细胞内存在的核黄素、维生素 A 等物质,受紫外线照射时可以发出荧光,故将它们称为荧光物质。如果在活细胞中加入荧光物质染料使其与胞内某些物质结合,经特定波长的光(激发光)照射亦可发出荧光(发射光)。荧光显微镜根据这一原理,采用光源照射标本,两者之间放一组滤光片,仅能通过荧光染料的激发光;激发标本中的荧光物质发射一定波长的荧光,再通过物镜和目镜的放大而被观察和检测。在标本与物镜之间亦放置滤光片,仅能通过发射出的荧光。

荧光显微镜主要用于有关细胞与组织中物质的吸收和运输、化学物质的分布与定位等方面的研究。它不仅可以观察固定的切片标本,也可以在活体染色后进行活细胞的观察和研究。

4.电子显微镜

电子显微镜对于现代细胞生物学和整个生命学科的发展起着巨大的作用,是生命科学研究必不可少的研究手段。与普通光学显微镜相比,电子显微镜以电子束代替照明光源。由于电子束的波长比光波的波长明显变短,因此其分辨能力比光学显微镜显著提高(可达 2~4Å,甚至 1Å)。电子显微镜包括透射式电镜和扫描式电镜两种。透射式电镜使用三组电子透镜(由磁或电所形成的磁场或电场局部空间)起到聚光器、物镜和目镜的作用。电子束通过标本时,电子束的电子与标本中不同结构中的原子发生碰撞,造成电子散射角度不同,从而投射到照相底片或感光板上的电子强度也相应出现浓淡不同的电子像,即我们观察到的图像。

实验二　动物细胞基本形态与细胞器的观察及细胞中线粒体活体染色

【实验目的】

(1)通过观察标本片,复习、巩固普通光学显微镜的使用方法。

(2)观察并掌握不同动物细胞的基本形态结构。

(3)掌握人口腔黏膜上皮细胞的涂片和染色方法。

(4)学习基本的生物学绘图方法。

【实验原理】

动物细胞的基本形态虽然多样,但结构类似,包括细胞膜、细胞质、胞内膜性细胞器和非膜性细胞器,以及细胞核。利用最大分辨率为 0.2 μm 的光学显微镜,在最大放大倍数(1500 倍)下,观察不同形态的动物细胞、内质网、高尔基复合体、线粒体、细胞核、核糖体、中心体及染色体等结构,加深对不同细胞形态和细胞结构的认识,为进一步学习和了解细胞的形态、结构和功能之间的关系奠定基础。

活体染色是指可以使生命有机体的细胞或组织着色,但对细胞又无毒害作用的一种染色方法。活体染色技术可用来研究活性状态下的细胞结构和生理、病理状态。活体染料主要通过染料的电化学特性固定和堆积在细胞内某些特殊的部位。碱性染料的胶粒表面带阳离子,酸性染料的胶粒表面带阴离子,而被染部分因为具有阴离子或阳离子,彼此之间发生吸引作用。

一般以碱性染料最为适用,可能因其具有溶解于类脂质(如卵磷脂、胆固醇等)的特性,故易于被细胞吸收。詹纳斯绿 B(Janus green B)是活体染色剂中重要的染料,是毒性最小的碱性染料,对线粒体染色有专一性。在用詹纳斯绿 B 染色时,线粒体中细胞色素氧化酶系的作用使染料始终保持氧化状态,呈蓝绿色,而周围的细胞质中的染料被还原为无色的色基。

【实验材料、试剂与器材】

1. 材料

标准品:蛙血涂片、小肠平滑肌切片、骨骼肌切片、大鼠肝脏切片、兔神经节切片、细胞骨架显示片和马蛔虫子宫切片等。

2.试剂

Ringer 溶液、1/5000 詹纳斯绿 B 溶液、二甲苯。

试剂的配制:①Ringer 溶液。氯化钠 0.85 g,氯化钾 0.25 g,氯化钙 0.03 g。②1/5000 詹纳斯绿 B 溶液。取 0.5 g 詹纳斯绿 B 溶于 5 mL Ringer 溶液中,加热至 30～40 ℃溶解,经过滤,得到 1％原液。取 1 mL 的 1％原液与 49 mL 的 Ringer 溶液混匀,即为 1/5000 的詹纳斯绿 B 溶液,装入棕色瓶中备用。该溶液最好现用现配。

3.器材

光学显微镜、载玻片、盖玻片、牙签和吸水纸。

 【实验方法与步骤】

1.蛙血涂片的观察

(1)打开光学显微镜开关,选择 10×物镜,旋转接通光路。

(2)调节光的强度,调节光强度旋钮或光圈至眼睛看到的视野亮度适宜。

(3)调节两个目镜筒,使其适合你的瞳距(让两个眼睛分别看到的视野圆圈交汇成一个圆圈)。

(4)将蛙血涂片正面朝上,固定于载物台上,调节载物台下方一对垂直旋钮,使标本片在光柱区域内前、后、左、右移动。

(5)缓慢旋转镜臂上的粗调旋钮,慢慢升起载物台直至不能再上升(此时,经老师提前调节好的显微镜,10×物镜镜头不会触碰标本片)。

(6)缓慢调节镜臂上的粗调旋钮,使载物台慢慢下降,直到看见视野中有物像出现。调节微调螺旋直至看见清晰的物像。

(7)切换 40×物镜后,如果物像变虚,可调节微调螺旋至清晰。

(8)染色较浅的或未染色的标本片,可通过下降载物台中央长孔下方的集光器,以增加被观察物与背景之间的反差。

蛙血涂片见图 2-1。

2.平滑肌切片观察

在 400×镜下观察,寻找两头尖的梭状细胞,注意该类细胞的细胞形态结构特征(图 2-2)。

4.骨骼肌切片观察

骨骼肌属于横纹肌细胞,在 400×镜下观察,注意观察该类细胞的形态结构特征(图 2-3)。

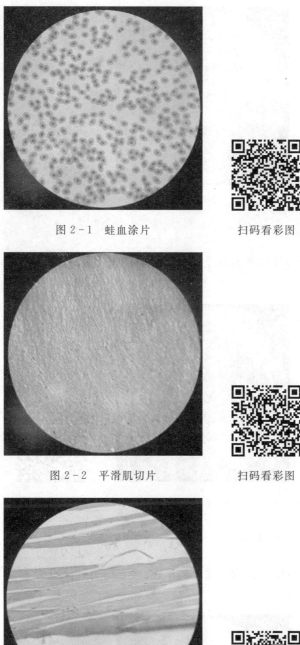

图 2-1　蛙血涂片　　　　　扫码看彩图

图 2-2　平滑肌切片　　　　扫码看彩图

图 2-3　骨骼肌切片　　　　扫码看彩图

5.肝脏切片观察

在 400×镜下观察,注意观察该类细胞的形态结构特征(图 2-4)。

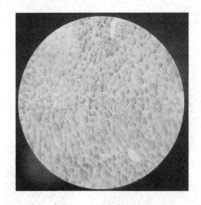

图 2-4　肝脏切片　　　　扫码看彩图

6.兔神经节切片观察

在 400×镜下观察,神经节内神经细胞蛋白质合成旺盛,有发达的内质网和高尔基复合体(图2-5)。

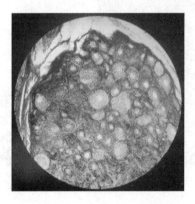

图 2-5　兔神经节切片　　　　扫码看彩图

7.细胞骨架显示片观察

在 400×镜下观察,培养在载玻片上的细胞,经过细胞膜脂抽提和考马斯亮蓝染色后所呈现的网状结构(图 2-6)。

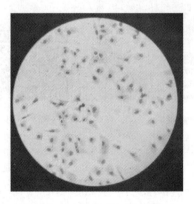

图 2-6　细胞骨架显示片　　　　扫码看彩图

8. 马蛔虫子宫切片观察

在 400× 镜下观察，马蛔虫子宫内有大量的处于不同细胞分裂时期的受精卵细胞（图 2 - 7）。

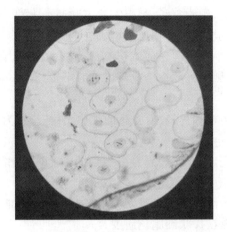

图 2 - 7　马蛔虫子宫切片

9. 詹纳斯绿 B 染色的人口腔黏膜上皮细胞涂片观察

用两头尖的牙签的一头，在自己口腔两颊内侧，以 30°角轻轻刮下角质化的细胞，再换另一头，在原处刮几下，感到稍微有些疼，但不要刮破，取下一些上皮细胞，均匀涂于空白载玻片上，滴 1 或 2 滴詹纳斯绿 B 溶液，盖上盖玻片，染色 3 分钟以上，在 400× 镜下观察，细胞核周围出现的深染小颗粒，即线粒体（图 2 - 8）。

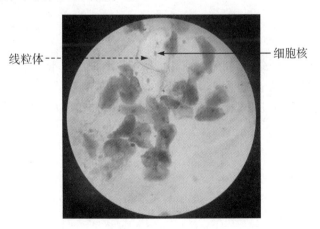

线粒体-----　　　　　　　　-----细胞核

观察蓝绿色点状颗粒（虚线箭头所指）和蓝色细胞核（实线箭头所指）。

图 2 - 8　人口腔黏膜上皮细胞

【实验结果及分析】

（1）鸟类和两栖爬行类动物成熟的红细胞有细胞核，因此，蛙血涂片观察结果是单个的蛙红细胞核为蓝色,细胞质区域为红色。

(2)正常哺乳类动物成熟红细胞无核,为双凹结构,由于光的折射,细胞中央呈亮斑。偶尔会看到有核分叶的白细胞。

(3)平滑肌细胞为两头尖的梭状细胞,单核。

(4)骨骼肌细胞为多核的柱状细胞,细胞很长,视野下看不到两个末端。

(5)肝细胞呈多角形,细胞核被染成蓝色,肝糖原被染成红色。

(6)神经节细胞为椭圆形或圆形,中央椭圆形或圆形亮区为核的区域,有的核中央还可看见圆形深染的亮黄色核仁区域。核区域的外围被染成深棕色的小线条或小囊泡就是高尔基复合体。

(7)细胞骨架制备过程中膜脂已经被抽提,没有完整的细胞结构,呈现为开放的网状结构,中央颜色较深的椭圆色区域为核膜。

(8)马蛔虫受精卵的最外层为卵壳,卵壳下包裹着分裂期的细胞,寻找能观察到有中心粒和纺锤丝的有丝分裂的细胞。

(9)进行人口腔上皮细胞中线粒体活体染色结果观察时,寻找单层平铺、没有折叠的人口腔上皮细胞,深染的线粒体小颗粒分散在梭状细胞核周围。

【注意事项】

(1)实验开始前和结束后,都要用滴加有二甲苯的镜头纸清洁镜头。

(2)有的显微镜,10×的物镜镜头转换到40×物镜镜头后,物像会消失。这时,可看着载物台并缓慢提升载物台,直至载玻片轻轻接触40×物镜镜头,然后看着目镜筒,调节微调螺旋缓慢下落载物台,直至调出清晰的物像。如果反复几次操作,400×镜下仍无法找到清晰的物像,则需要更换显微镜。

【思考题】

(1)拍照或用铅笔绘制400×镜下观察到的蛙血红细胞、平滑肌细胞、骨骼肌细胞、兔神经节细胞和口腔上皮细胞线粒体活体染色结果图,并按绘图要求详细注明。

(2)光学显微镜下观察染色浅的或未染色的标本片时,如何改善观察效果?

实验三　细胞骨架标本的制备与观察

　　细胞骨架(cytoskeleton)是细胞内的纤维网络结构,包括细胞质骨架和细胞核骨架。细胞质骨架又包括微管、微丝和中间丝。细胞骨架的主要作用包括:维持细胞的形态,将细胞内基质区域化;参与细胞内物质运输、细胞器的固定与移动、细胞内信号传递;调控基因表达;驱动细胞迁移;参与细胞分裂等。在受到外界刺激或在细胞分裂、分化过程中,细胞骨架会发生相应的动态变化而参与调控细胞的行为,因而观察细胞骨架结构的变化常作为细胞健康和疾病进程研究的核心内容之一。

　　细胞骨架发现较晚,主要是因为一般电镜制样采用低温(0～4 ℃)固定,而细胞骨架会在低温下解聚。直到 20 世纪 60 年代后,采用戊二醛常温固定,人们才逐渐认识到细胞骨架的客观存在。

　　细胞骨架的主要成分是骨架蛋白和结合蛋白。可通过骨架蛋白非特异性染色和特异性免疫组织化学染色的方法观察细胞骨架。

　　微丝是由肌动蛋白聚合而成的多聚体,广泛存在于真核细胞应力纤维、黏着斑、伪足和收缩环中,其结构组成单元球状肌动蛋白(globular actin, G - actin)在 ATP 和多种微丝相关蛋白的作用下,通过与丝状肌动蛋白(filamentous actin, F - actin)不断组装和解聚的转换,参与调控细胞形态改变、黏附、迁移和胞质分裂等行为。观察微丝可以用电镜、组织免疫细胞化学等手段。本实验用考马斯亮蓝 R250(coomassie brilliant blue R250)染色,在光学显微镜下显示微丝组成的张力纤维(stress fiber)。张力纤维在体外培养细胞中普遍存在,参与细胞对基质的附着、维持细胞扁平铺展的形态。张力纤维的组成除了有肌动蛋白外,还有一些肌动蛋白结合蛋白,如辅肌动蛋白、肌球蛋白和原肌球蛋白,沿着纤维轴向周期性分布,具有收缩功能。

　　微管(tubulin)由 α - tubulin 和 β - tubulin 聚合组成,在微管相关蛋白的作用下组装形成中空管状结构,在细胞内物质运输与胞质分裂中扮演重要角色。

　　细胞骨架中的中间丝化学性质各异,在不同细胞中由不同的蛋白质和多肽组成:在上皮细胞为前角蛋白或角蛋白(keratin),在间叶性细胞为波形蛋白(vimentine),在神经细胞为神经丝(neurofilament),在肌细胞为桥连蛋白(desmine),在神经胶质细胞为胶质纤维酸性蛋白(glial fibrillary acidic protein,GFAP)。酒精中毒时肝细胞中的玻璃小样(Mallory 小体)即由中间丝中的前角蛋白细丝堆聚而成。用荧光标记的抗细胞骨架蛋白的抗体进行免疫标记,使用荧光显微镜可以观察到细胞骨架的形态和结构。

　　与细胞骨架亚类反应的各种染料偶联物和荧光蛋白通常也可用于细胞骨架研究。鬼笔环肽(phalloidin)是一种双环肽,当与荧光染料偶联时,可用于标记固定和透化细胞中的肌动蛋白(actin)。鬼笔环肽偶联物可与大的或小的肌动蛋白微丝结合,但不会与球状肌动蛋白(G - actin)单体结合,并且不适用于石蜡包埋的切片。

【实验目的】

分别用考马斯亮蓝 R250 和荧光标记的鬼笔环肽染色细胞骨架(微丝),在普通光学显微镜和荧光显微镜下观察微丝的形态结构。

【实验原理】

聚乙二醇辛基苯基醚(Triton X - 100)是一种非离子型表面活性剂(或称去垢剂),是一类既具有亲水基又具有疏水基的物质,一般具有乳化、分散和增溶作用。用适当浓度的 Triton X - 100 处理细胞时,细胞质和细胞膜中的游离蛋白和全部脂质可被溶解抽提,但细胞骨架系统的蛋白质不会被破坏而被保存下来。M 缓冲液的成分包括咪唑、EDTA、EGTA 和 $MgCl_2$ 等,其中咪唑是缓冲剂,EDTA 和 EGTA 螯合钙离子,并提供镁离子,降低钙离子浓度,使骨架纤维保持聚合状态并且较为舒张,从而稳定细胞骨架。经过戊二醛固定液固定之后,完整的细胞骨架得以保留,用考马斯亮蓝 R250 染液染色后可以看到清晰的细胞骨架形态。

考马斯亮蓝 R250 是一种普通的蛋白质染料,可以使各种细胞骨架蛋白质着色,并非特异地显示微丝,但是由于有些细胞骨架纤维在该实验条件下不够稳定,如微管,有些类型的纤维太细,在光学显微镜下无法分辨,因此我们看到的主要是微丝组成的张力纤维,直径约 40 nm。张力纤维形态长而直,常常与细胞的长轴平行并贯穿整个细胞。

【实验材料、试剂与器材】

1.材料

人乳腺癌细胞:MDA - MB - 231。

2.试剂

磷酸缓冲盐溶液(PBS)、M 缓冲液、1.0% 和 0.1% Triton X - 100 溶液、0.2% 考马斯亮蓝 R250 染液、3% 戊二醛固定液(用 PBS 配制)、4% 多聚甲醛固定液、1% 的 BSA 封闭液、绿色荧光探针(FITC)标记的鬼笔环肽工作液、DAPI(100 ng/mL)衬染液、荧光封片液。

3.器材

普通光学显微镜和荧光显微镜、烧杯、玻璃棒、量筒、染缸、载玻片、盖玻片、滴管、吸水纸、移液器。

【实验方法与步骤】

1.制备细胞爬片

具体操作见细胞培养相关实验。

2. 考马斯亮蓝 R250 染色法

(1) 用吸管吸去培养基,加入 PBS 进行漂洗,3 分钟后吸去 PBS,再加入新 PBS,如此漂洗 3 次。

(2) 加入 1.0% Triton X - 100 溶液,并使其没过盖玻片,室温静置 20 分钟,以溶解细胞膜脂质成分和骨架以外的蛋白质。

(3) 弃掉 Triton X - 100 溶液,加入 M 缓冲液,每次漂洗 3 分钟,换洗 3 次,以螯合钙离子,稳定细胞骨架。

(4) 弃掉 M 缓冲液,加入 3% 戊二醛固定液固定 10～20 分钟。

(5) 弃掉固定液,加入 PBS 换洗 3 次,洗掉固定液。

(6) 加入 0.2% 考马斯亮蓝 R250 染液,染色 30 分钟,用自来水轻轻冲洗。

(7) 将细胞爬片转移至载玻片上,在普通光学显微镜下进行观察,可以看到被染成蓝色的纤维状细胞骨架(图 3 - 1)。

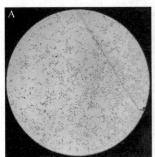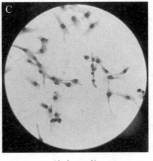

放大40倍　　　　　　　　放大100倍　　　　　　　　放大400倍

图 3 - 1　培养的人乳腺癌细胞(MDA - MB - 231)用考马斯亮蓝 R250 染液染色后的细胞骨架　　扫码看彩图

3. FITC - 鬼笔环肽荧光标记法

(1) 用吸管吸出并弃掉培养基,加入 PBS 换洗 3 次。

(2) 加入 4% 的多聚甲醛 1 mL,固定 10 分钟,弃去。

(3) 加入 PBS 1 mL,换洗 3 次,洗掉固定液。

(4) 加入 0.1% Triton X - 100 溶液,通透处理 5 分钟,弃去。

(5) 加入 PBS 换洗 3 次,洗掉通透液。

(6) 加入 1% 的 BSA 封闭液孵育 30 分钟,弃去。

(7) 加入 FITC 标记的鬼笔环肽工作液,室温避光反应 30 分钟。

(8) 加入 DAPI 衬染液继续避光孵育 5 分钟。

(9) 加入 PBS 1 mL,换洗 3 次。

(10) 将细胞爬片置于载玻片上,在荧光显微镜下观察微丝的形态和结构。

【实验结果及分析】

画出观察到的细胞骨架结构,并对实验结果进行讨论分析。

【注意事项】

(1)使用考马斯亮蓝 R250 染液给细胞骨架染色时注意用 Triton X - 100 溶液通透的时间要适度,作用时间过久会破坏骨架结构完整性,时间过短则不能充分溶去骨架以外的蛋白。

(2)换液时不要对着细胞直接冲洗,以防细胞从载玻片上脱落。

(3)荧光染色时要避光,防止荧光淬灭。

【思考题】

比较考马斯亮蓝 R250 染色法和鬼笔环肽荧光标记法两种细胞骨架染色方法的差异。

实验四　细胞膜的通透性测定和细胞的吞噬活动观察

细胞膜（质膜）是细胞与细胞外环境间的半透性屏障，对穿膜运输的物质有选择和调节作用，以维持细胞相对稳定的内环境。非极性小分子通过被动运输在脂双层中扩散，而极性小分子和离子通过膜蛋白泵、膜载体蛋白和膜通道蛋白在细胞内外环境之间运输。另一方面，大分子以囊泡的形式运输，包括胞吐和胞吞。细胞通过吞噬作用摄取大分子，如细菌、异物和死细胞的残余物。本实验旨在探索细胞膜参与物质运输的生理活性，第一部分为细胞膜的半通透性，第二部分为巨噬细胞的吞噬作用。

一、细胞膜的半通透性

 【实验目的】

（1）测定物质分子的脂溶性，了解是否为电解质和分子量大小对细胞膜通透性的影响，加深对细胞膜半透性的认识。

（2）学会使用微量移液器。

 【实验原理】

质膜由两层脂质组成，亲水性基团（如 PO_3^-）指向膜的外部和细胞质，而疏水性基团（如脂肪酰基链）指向膜的内部。有些物质可以通过质膜进入细胞。而另外一些物质很难进入细胞，甚至不能进入细胞。这是质膜的半通透性，即质膜是一种具有选择性的半透性膜。

红细胞常常被用来研究质膜的通透性。其原因包括：①红细胞缺乏核膜和细胞内膜；②全血中的红细胞易于获取；③全血中的红细胞数量巨大。将红细胞置于低渗透压的无机盐溶液中，水可以从胞外低渗侧向胞内高渗侧自由通过质膜，红细胞膨胀，体积增大，当红细胞体积增大到极限时，活细胞膜破裂，血红蛋白溢出，留下质膜"幽灵"，这种现象就称为溶血。溶血后，不透明的红细胞悬液变成红色透亮的血红蛋白溶液。

将红细胞悬液置于不同溶质的等渗溶液中，它对不同溶质不仅存在能否透过的差别，而且还有透过速度快慢的差异。通过观察红细胞的溶血作用（是否发生红细胞溶血及溶血速度）可以反映质膜对不同溶质分子自由穿膜的通透性的差别。

【实验材料、试剂与器材】

1. 材料

鸡红细胞悬液。

2. 试剂

蒸馏水、0.17 mol/L NaCl 等渗溶液、0.17 mol/L NaNO$_3$ 等渗溶液、0.17 mol/L NaSO$_4$ 等渗溶液、0.32 mol/L 葡萄糖等渗溶液、0.32 mol/L 甘油等渗溶液、0.32 mol/L 乙醇等渗溶液、0.32 mol/L 丙醇等渗溶液。

3. 器材

微量移液器、微量移液器吸头、玻璃管、记号笔。

【实验方法与步骤】

1. 学习使用微量移液器

通常用微量移液器(图 4-1)吸取和转移微量溶液。其有四种常用的规格。P20:用于量取 0.5~20 μL 液体;P200:用于量取 20~200 μL 液体;P1000:用于量取 200~1000 μL 液体;P5000:用于量取 1~5 mL 液体。它们分别与相匹配的一次性微量移液器吸头一起使用。

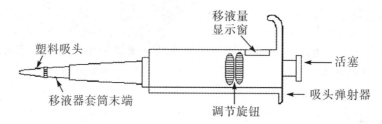

图 4-1 微量移液器的基本结构

(1) 设定移液量:通过顺时针转动位于调节旋钮以增大吸取体积或逆时针转动以减小吸取体积。注意:切勿超过微量移液器可吸取液体体积的上限或下限。

(2) 选择吸头放在微量移液器套筒末端,稍加压力使其与套筒之间无空气间隙。注意:不要让吸头接触任何其他物体(包括手)。

(3) 按下活塞,直至感觉到初始阻力,然后将吸头垂直插入液面下方 3~5 mm 处。缓慢平稳松开活塞。不要快速松开柱塞,否则溶液将被吸入移液器自身。注意:压下活塞时,活塞将停止在两个不同的位置。第一个停止点是初始阻力点,用于吸入所需体积溶液。当活塞被压下超过初始阻力点并与移液器套筒接触时,可以找到第二个停止点。此时,无法进一步压下活塞。第二个停止点用于排出溶液。

(4)平稳按下活塞,将溶液均匀地排放到适当容器中,直到第二个阻力点则完全排出液体。

（5）压住活塞，同时提起移液器，使吸头离开液面。

（6）向下按压吸头弹射器以移除使用过的吸头。

（7）完成后，转动调节旋钮，使显示的刻度恢复到最大值。

2.确定影响质膜通透性的因素

（1）在1只试管中加入0.3 mL鸡红细胞悬液，观察悬液的特点：一种不透明的红色液体。

（2）再加入3 mL蒸馏水，轻轻摇匀，注意观察溶液颜色的变化，可见溶液由不透明的红色（隔着溶液不能看到试管后面的字）变成红色澄清（此时可清楚看到纸上的字），表明已发生溶血。记录溶血时间从添加第一滴溶液开始，到溶液变澄清为止。

（3）按照上述方法依次对蒸馏水、0.17 mol/L NaCl等渗溶液、0.17 mol/L NaNO$_3$等渗溶液、0.17mol/L NaSO$_4$等渗溶液、0.32 mol/L 葡萄糖等渗溶液、0.32 mol/L 甘油等渗溶液、0.32 mol/L 乙醇等渗溶液、0.32 mol/L 丙醇等渗溶液共8种进行重复实验，观察有无溶血发生，以及发生了溶血的溶血时间。

【实验结果及分析】

（1）记录结果（表4-1）。

表 4-1　不同等渗溶液下的溶血时间

编号	溶液种类	是否溶血	溶血时间	结果分析
1	蒸馏水			
2	0.17 mol/L NaCl			
3	0.17 mol/L NaNO$_3$			
4	0.17 mol/L Na$_2$SO$_4$			
5	0.32 mol/L 葡萄糖			
6	0.32 mol/L 乙醇			
7	0.32 mol/L 丙醇			
8	0.32 mol/L 甘油			

（2）复习小分子通过质膜的运输类型。考虑影响质膜通透性的因素。

【注意事项】

（1）实验过程中注意看清各种试剂标签，以免搞混。

（2）将玻璃试管进行相应标记，专管专用；切忌用同一移液器吸头吸取不同试剂。

（3）红细胞溶液是否发生溶血，可以用其透明度的变化作为判断指标，若无溶血作用发生，隔着溶液不能读出字条上的字；若发生了溶血，则可透过红色澄清液认出字条上的字。

（4）小心操作，不要损坏微量移液器。

【思考题】

为什么有些溶液可以引起红细胞的溶血现象,而有些溶液不引起红细胞的溶血现象?

二、巨噬细胞的吞噬活动

【实验目的】

(1)加深对巨噬细胞吞噬活动的认识。
(2)学习腹腔注射和颈椎脱位的方法。

【实验原理】

高等动物体内的巨噬细胞、单核细胞和中性粒细胞等具有吞噬功能。它们广泛分布在组织和血液中,共同防御微生物的侵入,清除衰老和死亡细胞等,在机体的非特异免疫功能中起着重要作用。它们有许多生理功能,如游走性、阿米巴运动、趋化性、吞噬异物等。其中以粒细胞和单核细胞的吞噬活动较强,故称这两类细胞为吞噬细胞。单核细胞来自骨髓的前单核细胞,发育成熟后被释放到血液中。血液中的单核细胞移向全身各组织并进一步分化成各种组织的巨噬细胞。单核吞噬细胞在血液中占白细胞的 3%～8%,其在血液中仅停留 12～24 小时,进入组织分化为巨噬细胞后,其生命周期可长达数月至数年。当动物组织被病原体(如细菌和病毒)感染时,大量的单核细胞被异物周围的趋化因子所吸引,通过毛细血管到达异物周围,并逐渐分化发育成巨噬细胞。随后,这些巨噬细胞伸出伪足,包裹这些病原体形成吞噬体(吞噬小泡)。吞噬体再与细胞中的初级溶酶体发生融合,形成吞噬溶酶体,在溶酶体内各种水解酶的作用下,将异物降解掉。吞噬作用通过附着、吞噬、与溶酶体融合和降解四个步骤进行,所有这些步骤都受到高度调控。

实验前两天,每日给每只实验用小鼠注射含台盼蓝的淀粉肉汤,以诱导腹腔内产生大量巨噬细胞。实验时,给这些小鼠腹腔注射鸡红细胞悬液。用颈椎脱位法处死小鼠,抽取腹腔液,临时制片。显微镜下就可以观察到腹腔巨噬细胞对鸡红细胞的吞噬作用。

【实验材料、试剂与器材】

1.材料

小鼠、1%鸡红细胞悬液。

2.试剂

含 0.4%台盼蓝的 6%淀粉肉汤、生理盐水。

3.器材

光学显微镜、剪刀、镊子、注射器、吸管、载玻片、盖玻片。

24

【实验方法与步骤】

1. 抓取小鼠和腹腔注射

(1)用右手握住小鼠的尾巴,让它伸展身体。用左手拇指和食指握住并固定它的脖子后部。然后翻转左手,使腹部向上,用小指固定尾巴(图4-2A)。

(2)用注射器针头从小鼠侧腹部以45°角刺破皮肤(图4-2B)。将针头插入腹腔,使其与腹部皮肤平行。确保针头没有进入肠道,也没有只在皮下。然后与腹部平行将试剂匀速注入小鼠腹腔。

(3)轻轻将小鼠放入鼠笼中。

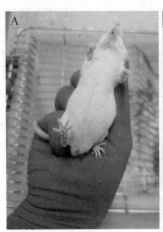
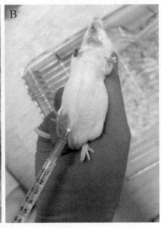

图4-2　捕捉小鼠和腹腔注射　　　　　　扫码看彩图

2. 诱导小鼠腹腔巨噬细胞聚焦

实验前两天,每日给每只实验用小鼠腹腔注射含0.4%台盼蓝的6%淀粉肉汤1 mL,以诱导大量巨噬细胞聚集在小鼠腹腔内。肉汤对小鼠是一种异物,可诱导注射部位周围的巨噬细胞聚集和吞噬。淀粉和台盼蓝不易被消化,被吞噬后会残留在巨噬细胞内。台盼蓝是一种蓝色染料,可以通过观察细胞质中有蓝色颗粒的细胞来辨别腹腔液中的巨噬细胞。

3. 观察巨噬细胞的吞噬活动

(1)腹腔注射1%鸡红细胞悬液1mL。2.5分钟后,在腹腔注射0.5 mL生理盐水,以稀释腹腔液。3分钟后用颈椎脱位法快速处死小鼠。步骤如下:①用左手拇指和食指按住小鼠颈后部,以固定头部;②用右手突然向后用力拉动小鼠尾巴,持续拉动30秒,直至小鼠颈椎脱位;③尽可能快速处死小鼠,以减少其痛苦。

(2)用镊子和剪刀剖开腹腔。用镊子夹住肌肉筋膜,以防腹腔液流失,同时用吸管直接吸取腹腔液。

(3)在一张干净的载玻片上滴一滴腹腔液,小心盖上载玻片,并将其放在显微镜载物台上进行观察。

【实验结果及分析】

(1)区分巨噬细胞和鸡红细胞(图4-3)。高倍镜下可见许多圆形和不规则形的大小不一的巨噬细胞,其胞质中因吞入含台盼蓝的淀粉肉汤而含有数量不等的蓝色圆形小颗粒;同时,还可见许多微黄呈椭圆形的鸡红细胞。

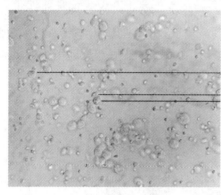

一个巨噬细胞,已
吞入一个鸡红细胞
鸡红细胞
巨噬细胞

图4-3　实验鼠腹腔液镜下观察(400×)　　　　　　扫码看彩图

(2)观察巨噬细胞吞噬鸡红细胞的不同阶段。慢慢移动标本片,可见有些巨噬细胞表面正在吞噬入鸡红细胞;有些巨噬细胞已经吞噬了鸡红细胞;有些巨噬细胞已经吞入了多个鸡红细胞(图4-3)。

(3)绘制小鼠腹腔巨噬细胞吞噬鸡红细胞的过程图,注明各步骤名称。

【注意事项】

(1)熟练持拿小鼠,以尽量减少其痛苦。

(2)腹腔注射试剂时,确保针头不要进入肠道太深或太浅,仅在皮下注射。

(3)要获得未染色细胞更清晰的图像,且更容易找到它们,必须调整聚光器以增加对比度。

【思考题】

(1)为什么要事先向小鼠腹腔注射含台盼蓝的淀粉肉汤?

(2)鸡红细胞被小鼠腹腔巨噬细胞吞入后,下一步是怎样的过程?

(3)细胞的吞噬活动对动物和人体有什么意义?

第二篇　综合性实验

实验五　动物细胞的原代培养

【实验目的】

(1)了解原代细胞体外培养的基本原理及方法。

(2)掌握无菌培养操作的方法及注意事项。

(3)了解动物细胞原代培养(组织块法)的实验原理。

4.掌握动物细胞原代培养的操作方法与步骤。

【实验原理】

  细胞培养可分为原代培养及传代培养。其中原代培养是直接从生物体获取组织或器官的一部分,经各种酶(常用胰蛋白酶)、螯合剂(常用 EDTA)或机械方法处理,分散成单细胞,置于合适的培养基中培养,模拟体内生长条件使细胞得以生存、生长和繁殖,也称初代培养。当原代培养细胞增殖到一定密度后,则需进行再培养,按照一定比率进行传代,通常把第一代至第十代以内的细胞培养统称为原代细胞培养。原代培养细胞与体内原组织在形态结构和功能活动上相似性大,是研究生物体细胞的生长、代谢、繁殖的有力手段。原代培养是建立各种细胞系的第一步。原代培养细胞因为刚从活体组织中分离出来,所以能更好地反应生物体内的生活状态。

  组织块培养是常用的、简便易行的、成功率较高的原代培养方法,即将组织剪切成小块后,接种于培养瓶中。培养瓶可根据不同细胞生长的需要进行适当处理。例如预先涂以胶原薄层,以利于上皮样细胞等的生长。如果原代细胞准备做组织染色、电镜等检查,可在进行原代培养前先在培养瓶内放置小盖玻片,小盖玻片要清洗干净,在消毒后放置,并在放入组织块前预先用1滴或2滴培养液湿润瓶底,使之固定。组织块法操作简便,部分种类的组织细胞在组织块贴壁培养24小时后,细胞就从组织块四周游出。但因为在反复剪切和接种过程中对组织块造成损伤,所以并不是每一小块都能长出细胞。组织块法特别适合于组织量少的原代培养(如牙髓细胞培养等)。

【实验材料、试剂与器材】

1.材料

新生鼠肾脏。

2.试剂

75％酒精、RPMI 1640 细胞培养基(含 1％双抗及 10％胎牛血清)、0.25％胰蛋白酶溶液、Hank's 液、培养液。

3.器材

解剖剪、解剖镊、眼科剪、眼科镊、吸管、细胞培养瓶、细胞培养皿、50 mL 离心管、15 mL 离心管、烧杯、消毒棉球、医用棉花、纱布、白瓷盘、CO_2 培养箱、倒置显微镜、移液器等。

【实验方法与步骤】

1.取材

(1)操作者进行手部的清洗和消毒。

(2)用颈椎脱位法处死乳鼠,并将其浸入含 75％酒精的烧杯中浸泡数秒。将处死并消毒的小鼠转移至超净工作台上的培养皿内,背部朝上。

(3)取肾:用酒精棉球擦拭小鼠后腰部,在腰部后缘用解剖镊提起皮肤,用眼科剪呈倒 T 形剪开皮肤后,剪开腰部两侧肌肉,将肾脏暴露并取出置于一无菌培养皿中。

2.胰蛋白酶消化法

(1)用 Hank's 液洗涤肾脏 3 次,弃去 Hank's 液;

(2)剪碎组织:用眼科剪将组织剪成小于 1 mm^3 的组织块(大小尽量一致);

(3)用 Hank's 液洗涤 3 次,至组织块发白,弃去 Hank's 液;

(4)用胰蛋白酶消化:加入 1 mL 0.25％胰蛋白酶溶液,室温静置 10 分钟后去上清;

(5)加入 5 mL 含 10％小牛血清的 RPMI 1640 培养基反复吹打,使消化的细胞从组织中游离出来;

(6)镜下观察:将培养液移至培养瓶中,放入培养箱进行培养,并在镜下观察细胞形态。

3.组织块法

(1)用 Hank's 液洗涤肾脏 3 次,弃去 Hank's 液;

(2)剪碎组织:用眼科剪将组织剪成小于 1 mm^3 的组织块(大小尽量一致);

(3)将剪切好的组织小块用镊子送入到培养瓶内,用弯头吸管将组织块在瓶壁上均匀摆置,每小块间距 0.5 cm 左右。量不要多,以 25 mL 培养瓶含 20～30 小块为宜。如果瓶内有盖玻片,其上也放置几块。组织块放置好后,轻轻将培养瓶翻转,让瓶底朝上,向瓶内注入适量培养液,盖好瓶盖,将培养瓶倾斜放置在 37 ℃培养箱内。

(4)放置 2～4 小时,待组织小块贴附后,将培养瓶慢慢翻转平放,静置培养。这过程动作要轻巧,让液体缓慢覆盖组织小块。严禁动作过快使液体产生冲力从而使贴附的组织块浮起而造成原代培养失败。若组织块不易贴壁可预先在瓶壁涂一薄层血清。

组织块法培养也可不用翻转法,即摆放组织块后,向培养瓶内仅加入少量培养液,以能保持组织块湿润即可。盖好瓶盖,放入培养箱培养 24 小时再补加培养液。

【实验结果及分析】

观察细胞形态:在细胞放入培养箱之前,细胞还未贴壁,处于游离状态;将其放入培养箱中培养,可见部分细胞贴壁,且随着培养时间的延长,细胞开始增殖,可置于倒置显微镜下进行拍照记录。

【注意事项】

(1)操作前要洗手、穿实验服、戴手套,使用超净工作台需提前用紫外线消毒30分钟,进入超净工作台后要用75%酒精对手及台面进行擦拭。

(2)在超净工作台操作时,需要注意安全,且试剂瓶口需要过火(无须停留太长时间)。

(3)工作台里用品应布局合理,不能用手触摸已经消毒器皿的工作部分。

(4)严格执行无菌操作,自取材起,保持所有组织细胞处于无菌条件。

(5)在组织块接种的1~2天内应注意观察培养瓶中是否存在污染现象,如果发现污染,应立即清除该瓶细胞,以防给培养箱中的其他细胞造成污染。

(6)组织块接种后1~3天,由于游出细胞数很少,组织块的粘贴不牢固,故在观察和移动过程中要注意动作尽量轻柔,不要引起培养液振荡而产生冲力使组织块漂浮。

(7)培养3~5天后,需进行换液,以去除漂浮的组织块和残留的血细胞。漂浮的组织块和细胞碎片可能含有有毒物质,会影响原代细胞的生长,应及时清除。

【思考题】

(1)从细胞增殖及调控角度来看哪种组织和器官适用于原代细胞培养?

(2)如何提高原代细胞培养的成功率?

(3)进行此次原代细胞培养实验的心得体会有哪些?

实验六 动物细胞的传代培养

【实验目的】

(1)了解体外培养细胞的生物学特性和生长特点,学习体外培养细胞的维护。

(2)掌握传代培养的基本操作。

(3)巩固无菌操作技能。

【实验原理】

当满足细胞营养和增殖需要时,活细胞可在体外培养基中繁殖和复制。体外细胞生长通常有一个快速生长的初始阶段,然后生长速度减慢并最终停止,甚至死亡。当细胞在给定大小的容器中达到汇合状态或培养基营养耗尽时,特别是贴壁细胞系会覆盖可用的表面积,必须将它们转移到新的容器中进行连续培养以防止细胞死亡,并获得大量相同类型的细胞或永久细胞株。将细胞从一个培养容器转移或移植到另一个培养容器称为细胞传代。通过细胞传代,可以维持细胞存活并扩大细胞数量以满足实验需要。与原代培养一样,传代培养需要严格遵守无菌操作要求,以避免污染和有价值细胞系的潜在损失。

体外培养细胞主要有两种生长类型:贴附依赖型和悬浮型。大多数哺乳动物细胞需要以单层附着在一定支持物(如玻璃、塑料、胶原)或其他基质上才可以生长和分裂。当单层细胞生长接近指数生长结束时(70%~90% 汇合),就可以进行传代培养。通常细胞每2~3天转移一次,不同细胞类型生长速度不同,需要进行传代的天数也不同,此外,接种的细胞数量、细胞状态等对传代天数也有影响,需要根据实际情况来判断。

为了对贴壁细胞进行传代培养,需要将细胞和细胞之间以及细胞与表面基质间的连接破坏,通常使用胰蛋白酶等蛋白水解酶将细胞变成单个细胞并从容器表面释放,制成细胞悬液。将获得的单细胞悬液以 1∶2或 1∶3的比例(细胞悬液∶新鲜培养基)转移到新鲜培养容器中,细胞重新贴附并再次生长。不同的组织或细胞对胰蛋白酶的反应不同。胰蛋白酶分散细胞的活性还与其浓度、温度和作用时间有关。当 pH 值为 8.0、温度为 37 ℃时,胰蛋白酶的作用能力最强。当达到消化目的后,需要立刻将酶灭活,避免过度消化,否则铺板后细胞的生长会很差,细胞会被损坏。

Ca^{2+}、Mg^{2+}、血清和蛋白质可以降低胰蛋白酶的活性,因此常使用含血清培养基或胰蛋白酶抑制剂终止消化。本实验主要采取贴壁细胞系。不同细胞系对于孵育时间和温度、洗涤次数或溶液配方可能会有所不同。生长的培养基对细胞特性很重要,使用不同培养基可能会改变细胞特性。因此为获得最佳研究结果,需要选择适宜的培养基并在相同培养基中培养细胞。

 【实验材料、试剂与器材】

1.材料

在培养瓶或培养皿中单层培养的贴壁细胞。

2.试剂

完全细胞培养基(含10％胎牛血清 RPMI－1640 培养基)、PBS、0.25％胰蛋白酶溶液(使用前预热至37 ℃,－20 ℃保存)。

3.器材

无菌移液器、巴斯德移液器、无菌吸头、无菌培养瓶(25 cm²)或培养皿(直径 6 mm)、70％酒精喷雾器、超净工作台、倒置显微镜、CO_2 培养箱、37℃恒温箱。

 【实验方法与步骤】

(1)从 CO_2 培养箱中取出单层培养细胞的培养皿。将培养皿置于倒置显微镜下观察,检查细胞生长状态和密度(图 6-1),以便后续可根据细胞状态和密度决定传代与否和传代稀释比例。

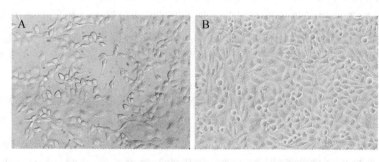

A:60％～70％生长密度;B:90％～100％生长密度。

图 6-1　显微镜下观察到的不同密度的肝癌细胞(SMMC7721)

(2)弃去旧培养基:将培养皿移入超净工作台内,用移液管或巴氏吸管将旧培养基从培养皿中吸弃。加入 2 mL PBS,通过轻轻摇动冲洗整个细胞表面并将其吸弃。

(3)胰蛋白酶消化:加入 1 mL 0.25％胰蛋白酶溶液(足以覆盖所有细胞),在室温或 37 ℃恒温箱中静置5～10分钟。此时需要利用显微镜或肉眼注意观察细胞状态变化,直至在显微镜下可见几乎所有细胞逐渐变圆并开始脱落,或肉眼观察发现细胞单层出现轻微裂纹,细胞开始从表面脱落(图6-2)。

(4)终止消化:加入 2 mL 新的完全培养基终止消化,并通过摇动或用微量移液器轻轻吸打细胞表面,以确保大多数细胞(＞95％)分散为单个细胞悬液。

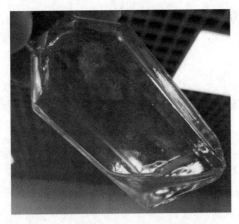

图 6-2　肉眼观察到的单层细胞轻微裂纹　　　扫码看彩图

（5）将所需数量的细胞（如 1 mL）转移到新的培养瓶中，再加新鲜培养基至足够体积（2～3 mL），以提供合适的接种密度（通常为每毫升 10^5 个细胞或每平方厘米 1×10^4 个活细胞）。细胞密度可通过细胞计数来获得。

如有需要，可将悬浮液转移至 15 mL 离心管，以 800 r/min 速度离心 5 分钟，弃去上清液。

（6）添加 1 mL 新培养基重悬细胞，并将其转移至 1 或 2 个新培养瓶中，再分别补足各培养瓶中培养基体积（约 2 mL）。

（7）将培养瓶中细胞悬液摇动，使其分布均匀，轻轻重新放入 CO_2 培养箱中（对于大多数细胞系，37 ℃ 和 5% CO_2）。如有必要，将盖子松开 1/2 圈。

（8）一般在转移约 2 小时后，细胞可以贴附在容器表面。在 2～4 天内，它们可能会以单层形式扩散，需要再次传代。

【实验结果及分析】

（1）观察和记录：在开始传代前拍摄细胞的图像。

（2）当显微镜下观察细胞变圆或肉眼观察培养瓶细胞生长面出现裂纹时，记录所用胰蛋白酶的浓度、体积和消化时间。

（3）记录得到的细胞悬液体积及传代后新培养皿中最终体积（所用细胞悬液体积＋新培养基体积）。用倒置显微镜观察细胞，记录视野下细胞状态和密度，拍照标记。

【注意事项】

1. 细胞传代操作前后的一般流程

（1）打开超净工作台的紫外线灯，让其运行至少 30 分钟，然后再启动，打开风机。

（2）在 37 ℃ 水浴中预热所用培养基、胰蛋白酶、PBS 等溶液。

（3）开始前，用 70% 酒精擦拭所有容器表面。

（4）在超净工作台上放置必要的物品，放入前用 70% 酒精喷洒容器的外表面，对手进行消毒。

(5)操作完后,将工作台上的废弃材料全部清除,再次用 70% 酒精将工作台清洗干净。用紫外线消毒 30 分钟后关闭超净工作台。

2.调整体积

本实验中使用的量是用于 25 cm² 培养瓶的。需要根据不同尺寸的容器调整所需体积。

【思考题】

(1)弃去旧培养基后,为何要用 PBS 等缓冲液清洗?

(2)为何要记录过程中每一步骤所加溶液体积、浓度、时间,观察细胞形态变化及操作前后细胞数量?这样做的意义是什么?

(3)如果要用得到的细胞悬浮液种板进行后续药物分组试验,如何能够做到定量接种,将在哪一步进行?

(4)总结描述防止污染的要点以及在操作过程中犯了哪些错误。

(5)何为完全培养基,通常包括哪些成分?如何理解细胞特性受不同培养基的影响?试找出并比较 3 种常用的不同基础培养基的主要成分。如果随意采用一种培养基,会产生怎样的结果?

(6)今后如果你需要采用某个细胞系进行实验,首先要考虑的问题是什么?如何找到解决途径?

实验七 培养细胞的形态观察、计数与细胞活力测定

【实验目的】

(1)了解体外培养细胞的一般形态。

(2)掌握细胞计数和活力鉴定的基本方法。

【实验原理】

体外培养的细胞主要有两种状态。一种是能贴附在培养支持物上的细胞,如 Hela 细胞〔源自一位美国妇女海莉耶塔·拉克斯(Henrietta Lacks)子宫颈癌细胞的细胞系〕、NIH3T3 细胞(从 NH 瑞士小鼠胚胎培养物中建立的小鼠胚胎成纤维细胞),称贴壁型细胞,体外培养的细胞大多数属于这种细胞。另一种是悬浮在培养液中生长,并不贴附于容器的壁上,如 HL60 细胞(源自一位患有急性粒-单核细胞白血病的 36 岁白人女性的人早幼粒白细胞),称悬浮型细胞,这类细胞主要是血液源性细胞或癌源性细胞。

培养的细胞一般条件下要求有一定的密度才能生长良好,往往要进行活细胞活力鉴定和细胞计数,这是进行实验不可缺少的一种基本技能。

细胞计数法(cell counting)是对细胞悬液中的细胞进行计数的一种方法,一般利用血细胞计数板进行。

血细胞计数板呈长方形,正面有两个计数室。每个计数室分九个大正方形格,每个大正方形格边长为 1 mm,计数室的底与盖玻片间的距离为 0.1 mm,即每个大正方格的容积为 1 mm $\times$ 1 mm $\times$ 0.1 mm $=$ 0.1 mm ^{3}。四角的每个大格被分为 16 个中格,中央的大格被分为 25 个中格,中央的每个中格又被分为 16 个小格(图 7-1)。

细胞计数时,先将培养细胞稀释成细胞悬液,然后将细胞悬液滴入细胞计数板内,对计数板上计数室四个大格内的细胞进行计数。根据计数室的容积及稀释倍数,可计算出细胞浓度。

细胞活力的鉴定是进行细胞生物学实验必不可少的一种基本技能。细胞活力指的是在培养的总细胞中活细胞所占的百分比。由于死细胞和活细胞的细胞膜通透性不同,活细胞的细胞膜是一种选择性膜,允许物质选择性通过,而细胞死亡后,细胞膜受损,通透性增加。台盼蓝染色鉴别细胞死活的方法就是利用这一性质。台盼蓝是一种阴离子型染料,不能透过完整的细胞膜。所以经台盼蓝染色后死细胞被染成蓝色,而活细胞不被染色。

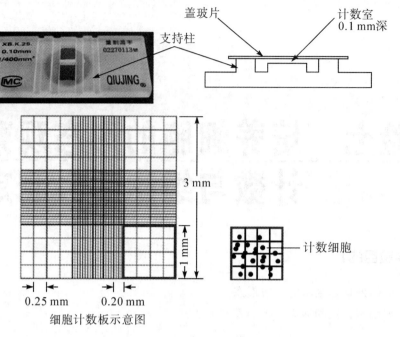

细胞计数板示意图

图 7-1　细胞计数板

【实验材料、试剂与器材】

1. 材料

培养中的 Hela 细胞、NIH3T3 细胞。

2. 试剂

0.4％台盼蓝染液、0.25％胰蛋白酶 - 0.02％EDTA 消化液。

3. 器材

倒置显微镜、细胞计数板、普通光学显微镜、细胞培养瓶、37℃ CO_2 培养箱、载玻片、盖玻片、镊子、吸管、95％酒精棉球。

【实验方法与步骤】

1. 培养细胞形态观察

(1)将细胞培养瓶从 37 ℃ CO_2 培养箱中取出,注意观察细胞培养液的颜色和清澈度;接着将细胞培养瓶平稳地放在倒置显微镜载物台上,注意不要将瓶翻转或让瓶内液体接触瓶塞。

(2)打开倒置显微镜光源,将视野的亮度调合适。

(3)调节载物台的高度进行对焦,看清楚细胞层后,注意观察细胞的轮廓、形状和内部结构。观察时,最常用 10× 物镜。

(4)贴壁细胞一般有两种,即上皮细胞型细胞和成纤维细胞型细胞。上皮细胞型细胞呈扁平的不规则多角形,圆形细胞核位于细胞中央,生长时常彼此紧密连接成单层细胞片,如 Hela 细胞。成纤维细胞型细胞呈梭形或不规则三角形,圆形细胞核位于细胞中央,细胞常借助原生质突连接成网,如 NIH3T3 细胞。贴壁细胞生长状态良好时,细胞内颗粒少,没有空泡,细胞边缘清楚,培养基内看不到悬浮的细胞和碎片,培养液清澈透明。当细胞内颗粒较多、透明度差、空泡多时,表明生长较差。当瓶内培养基混浊时,应考虑有被细菌或真菌污染的可能。

悬浮细胞生长状态良好时,边缘清楚,透明发亮;反之则较差或已死亡。培养基为橙黄色时,细胞生长状态较好;呈淡黄色时,则可能是培养时间过长,营养不足,死细胞过多;如呈紫红色,则可能是细胞生长状态不好,或已死亡。

2.培养细胞的计数及活力鉴定

(1)准备血细胞计数板:用 95% 酒精棉球擦拭计数板,将盖玻片放置在计数板上面。

(2)制备细胞悬液:将培养瓶中的培养液倒入干净的离心管中,向培养瓶中加入 1 mL 0.25% 胰蛋白酶-0.02%EDTA 消化液,静置 3 分钟左右,当细胞变圆、彼此不再连接时,将离心管中的培养液倒回培养瓶,并轻轻吹打,制成细胞悬液。

(3)染色:取细胞悬液 0.5 mL,加入 0.4% 台盼蓝染液 0.5 mL,混合后染色 3～5 分钟。

(4)滴加悬液于计数板:将悬液摇匀后,沿盖玻片边缘缓缓加入少许细胞悬液于计数板上,使液体自然充满整个计数室。小室内有气泡或液体过多使盖片漂移时,要重新滴加。

(5)计数:在普通光学显微镜 10× 物镜下计数四个大格内的细胞数,对大方格的边缘压线细胞按照"数上不数下、数左不数右"的原则进行计数。

【实验结果及分析】

按下式进行细胞浓度的计算:

$$大格中细胞总数×10^{4①}×稀释倍数＝细胞数/mL$$
$$大格中细胞总数-染色细胞数×10^{4②}×稀释倍数＝活细胞数/mL$$

①由于四大格中每一大格体积为 0.1 mm³,1 mL＝10 000 大格,因此,1 大格细胞数×10⁴＝每毫升的细胞数。

②染色细胞应在 15 分钟内计数,因为台盼蓝染液可使死细胞迅速染色,延长计数时间则活细胞也可能被着色。

【注意事项】

(1)消化单层细胞时,务必要求细胞分散良好,制成单个细胞悬液。

(2)每次取样计数前,应充分混匀细胞悬液。

(3)镜下计数时,遇见 2 个以上细胞组成的细胞团,应按单个细胞计数。如细胞团占 10% 以上,说明混匀不充分。

(4)在计数板上盖玻片的一侧加微量细胞悬液时,加液量不要过多,以防溢出盖玻片,也不要过少或悬液中带气泡。

(5)染色时间不宜过长,否则会造成活细胞损伤,使其着色。

【思考题】

(1)在实验研究中,为什么要对细胞悬液进行重复计数?

(2)为什么台盼蓝染液可以使死细胞着色?

实验八 细胞的冻存与复苏

【实验目的】

(1)掌握细胞冻存与复苏的实验原理。

(2)掌握细胞冻存与细胞复苏的方法和步骤。

【实验原理】

细胞冻存与复苏的基本原则是慢冻快融。细胞冻存是储存细胞的主要方法之一。利用冻存技术将细胞储存于－196 ℃的液氮中,使细胞内的代谢降低,细胞的生物特性保持不变,可最大限度地保存细胞活力。这样便于细胞长期储存,当实验需要的时候再复苏细胞,既能避免培养细胞传代过程中培养液、培养皿、枪头等产生的实验耗材费用,也能避免培养细胞过程中细胞被污染等其他原因而造成细胞丢种。

冻存细胞时要缓慢冷冻。不加保护剂直接冻存细胞,细胞内外都会形成冰晶,不仅会对细胞膜和细胞器造成机械损伤,而且会使细胞脱水、局部电解质浓度升高、pH 值改变、蛋白质变性、细胞核内 DNA 损伤等,从而导致细胞死亡。二甲基亚砜(dimethyl sulfoxide,DMSO)具有分子量小、溶解度高、易穿透细胞、提高细胞膜对水的通透性、降低冰点、延缓冻结过程、对细胞无明显毒性等特性。目前冻存细胞多采用二甲基亚砜作为保护剂,加上缓慢冷冻的方法可使细胞内的水分在冻结前尽可能均匀渗出细胞外,减少细胞内冰晶的形成,从而减少由于冰晶形成对细胞造成的损伤。

复苏细胞应采用快速融化的方法,这样可以保证细胞外结晶在很短的时间内融化,避免由于缓慢融化使水分渗入细胞内形成胞内再结晶对细胞造成损伤。

【实验材料、试剂与器材】

1.材料

细胞株。

2.试剂

胰蛋白酶、胎牛血清、培养液、DMSO(分析纯)、75％酒精。

3.器材

超净工作台、普通低速离心机、恒温水浴锅、－80 ℃超低温冰箱、倒置相差显微镜、CO_2培养箱、液氮罐、枪头、微量移液器、吸管、离心管、培养瓶、细胞计数板、冻存管、梯度降温冻存盒、酒精灯、记号笔、封口膜。

【实验方法与步骤】

1.细胞冻存

(1)依据传代方法,用蛋白酶溶液消化对数生长期的细胞,将消化好的细胞收集至 15 mL 离心管中。悬浮细胞不需要进行消化处理。对于悬浮生长的细胞,则直接将细胞移至 15 mL 离心管中。

(2)对消化后的细胞进行计数,根据冻存液中细胞最终密度为 $1\times10^6\sim5\times10^6$/mL,每管 1 mL,计算冻存细胞的管数。

(3)1000 r/min 离心 5 分钟。

(4)细胞冻存液比例为培养液:胎牛血清:二甲基亚砜＝4:5:1。在离心等待的过程中,根据冻存细胞的管数配制细胞冻存液。

(5)离心结束后,弃掉上清液,加入配制好的细胞冻存液,用吸管轻轻吹打,重悬细胞沉淀。

(6)将细胞悬液分装入无菌冻存管中,每管 1～1.5 mL,用封口膜将冻存管口封严。

(7)用记号笔在冻存管上标明细胞名称、细胞代数、细胞密度、冻存日期及操作者。

(8)将冻存管转移至梯度降温冻存盒中,梯度降温冻存盒的降温速率为每分钟降温 1 ℃。放入－80 ℃冰箱中过夜,然后取出冻存管,移入液氮罐内。

2.细胞复苏

(1)从液氮罐中取出含有需要复苏细胞的冻存管后,直接浸入 37 ℃温水中,并不时摇动,令其尽快融化。

(2)冻存管中的冻存液完全融化后,从 37 ℃水浴中取出冻存管,用 75％酒精对冻存管外面进行消毒;然后迅速转移至超净工作台中,打开盖子,用吸管吸出细胞悬液,加到含有 2～3 mL 完全生长培养液的离心管中,混匀。

(3)1000 r/min 离心 5 分钟。

(4)弃去上清液,加入完全生长培养液重悬细胞,计数,调整至合适的细胞密度,接种于培养瓶中。用记号笔在瓶上标记细胞名称、细胞代数、复苏日期、操作者等信息。将培养瓶放于 37 ℃ CO_2 培养箱静置培养。

(5)次日更换一次培养液,继续培养。观察细胞生长状态是否良好,察看细胞是否被污染等。

【实验结果及分析】

(1)冻存细胞后,应在短期内复苏一次,观察冻存的细胞对冻存条件是否适应,细胞状态是否良好。如果细胞状态良好,则可继续冻存。

(2)复苏细胞培养过夜后,如果细胞密度较高,则应及时传代。

 【注意事项】

(1)冻存细胞应尽量选用对数生长期的细胞,对数生长期细胞代谢旺盛、活力强,细胞冻存后生存率相对较高。

(2)由于细胞复苏时会有一定数量的细胞死亡,因此冻存细胞的浓度应足够高,为$(1×10^6～5×10^6)$/mL,每管以 1 mL 为宜。

(3)将冻存管放入-80 ℃超低温冰箱、液氮容器或从中取出时,要佩戴加厚手套,做好防护工作,以免冻伤。

(4)二甲基亚砜对细胞不是完全无毒副作用,在常温下,二甲基亚砜对细胞的毒副作用较大。因此,必须在 $1～2$ 分钟内使冻存液完全融化。如果复苏速度太慢,则会造成细胞损伤。

(5)刚复苏的细胞接种密度不宜过低,密度过低将不利于细胞贴壁。

 【思考题】

(1)二甲基亚砜在冻存细胞过程中起什么作用?

(2)冻存细胞为什么要采用慢冻快融的方式?

(3)复苏细胞时,通过离心弃去上清液的主要目的是什么?

第三篇　**研究性实验**

实验九　细胞融合实验

【实验目的】

(1)了解动物细胞融合的常用方法。

(2)掌握化学融合的基本操作原理。

(3)学会识别融合细胞,初步掌握细胞融合技术。

【实验原理】

细胞融合(cell fusion)指在自然条件下或人工条件下(生物的、物理的、化学的),使两个或两个以上细胞合并形成一个具有双核或多核的细胞的过程,又称为细胞杂交(cell hybridization)。人工诱导细胞融合始于20世纪50年代,并迅速成为一门新兴技术,广泛应用于细胞生物学、遗传学和医学研究等各个领域。

自发的动物细胞融合概率很低,人工方法诱导细胞融合主要有病毒诱导融合、化学融合剂诱导融合和电脉冲诱导融合。

1.病毒诱导融合

很多种类的病毒能够介导细胞融合,如疱疹病毒、牛痘病毒、仙台病毒等。这类病毒的被膜中有融合蛋白,可介导病毒与宿主细胞融合,因此,该类病毒用紫外线灭活后可用于诱导细胞融合。病毒诱导细胞融合率较高,对各种动物细胞都适宜,但是病毒不稳定,制备过程比较烦琐,病毒引入细胞后,可能对细胞的生命活动产生影响。

2.化学融合剂诱导融合

很多化学试剂能够引起细胞融合,如聚乙二醇(polyethyleneglycol,PEG)、二甲基亚砜、山梨醇、甘油、溶血性卵磷脂、磷脂酰丝氨酸等。这类物质可引起邻近细胞的细胞膜黏合,破坏相互接触处细胞膜的磷脂双分子层,继而使相互接触处的细胞膜发生融合,细胞质相通,成为一个大的双核或多核融合细胞。该方法操作方便,诱导融合率较高,效果稳定,但对细胞有一定的毒性。

3.电脉冲诱导融合

电脉冲诱导融合发展于20世纪80年代,在高频交变电场作用下,细胞发生极化作用形成

44

偶极子,受电场力的作用沿电力线方向运动,彼此粘连成串,对成串细胞施加高压脉冲,质膜在高电压作用下发生瞬时可逆性电穿孔,导致细胞融合。该方法具有融合率高、无毒性、作用机制明确、可重复性好等优点。但是难以控制一对细胞间的融合。

本实验采用化学诱导剂诱导融合的方法。PEG 是目前应用较为广泛的细胞融合的化学诱导剂,PEG 可与水分子通过氢键结合,在高浓度 PEG 溶液中自由水消失,导致细胞脱水发生质膜结构的变化,引起细胞融合。但在高浓度 PEG 溶液作用下,细胞可能因脱水而受到显著破坏。因此,选择合适的分子量、浓度及作用时间是 PEG 融合技术的关键。

 【实验材料、试剂与器材】

1. 材料

新鲜鸡红细胞悬液(鸡血)。

2. 试剂

50%(质量体积比)PEG 溶液、Alsver's 溶液(红细胞保存液)、0.85%氯化钠溶液、Hank's 液、詹纳斯绿染液、GKN 液。

3. 器材

光学显微镜、离心机、恒温水浴锅、无菌注射器、6 号针头、刻度离心管、试管、载玻片、盖玻片、酒精灯。

 【实验方法与步骤】

(1)取鸡红细胞悬液(鸡血)2 mL,加入 8 mL Alsver's 溶液,使二者比例为 1:4,存放于 4 ℃冰箱备用(1 周内使用)。

(2)取储备的鸡红细胞悬液 1 mL,加入 0.85%氯化钠溶液至 5 mL,1200 r/min 离心 5 分钟,弃上清;加入 0.85%氯化钠溶液至 5 mL,1200 r/min 离心 5 分钟,弃上清;加入 0.85%氯化钠溶液至 5 mL,1200 r/min 离心 7 分钟,弃上清,加入 0.85%氯化钠溶液制成 10%的细胞悬液。

(3)称取 0.5 g PEG(分子量为 1000)置于试管内,在酒精灯上熔化后迅速将预热的 0.5 mL 的 Hank's 液加入,混匀制成 50%的 PEG 溶液,置 37 ℃水浴锅中待用。注意,PEG 溶液需使用前现配。

(4)取 1 mL 10%鸡红细胞悬液放入离心管中,加入 4 mL Hank's 液混匀,以 1000 r/min 离心 5 分钟,弃上清,用手轻弹离心管底部,使红细胞团松散。

(5)取上述 50%的 PEG 溶液 0.5 mL,再加入适量 GKN 溶液混匀,制成 10%的细胞悬液,然后静置 1 分钟。上述过程在 37 ℃恒温水浴锅中进行。

(6)缓慢滴加 9 mL Hank's 液终止 PEG 的作用,于 37 ℃恒温水浴锅中静置 5 分钟。

(7)离心弃上清液后,加入少量 Hank's 液混匀,取少量细胞悬液制成临时制片,2 分钟后在显微镜下观察细胞融合情况。

【实验结果及分析】

在显微镜下观察细胞融合情况,观察时,注意观察不同程度的融合现象。这一过程通常分五个阶段:①两细胞膜接触,粘连;②细胞膜形成穿孔;③两细胞的细胞质连通;④通道扩大,两细胞连成一体;⑤细胞完全合并,形成一个含有两个或多个核的圆形细胞。

计算融合率,公式为:

$$融合率＝融合的细胞核数/总细胞核数×100\%$$

融合率是指在显微镜视野内,已发生融合的细胞的细胞核总数与此视野内所有细胞(已融合细胞和未融合细胞)的细胞核总数之比,通常以百分数表示。计算时应测定多个视野,再计算其平均值。

【注意事项】

(1)PEG 的融合率与 PEG 的分子量和使用浓度有关。PEG 具有一定的毒性,且分子量越大毒性越大,因此取分子量 800～1000 的较为合适。使用浓度为 50％时效果最佳,浓度过高则有毒性。

(2)滴加 50％PEG 溶液时,应逐滴缓慢加入,并用手指轻弹管壁,目的是有利于细胞融合。

(3)严格控制 PEG 的作用时间,通常处理细胞 1～2 分钟。

(4)终止 PEG 的作用时,缓慢加入 5mL Hank's 液,轻轻吹打,以免融合的细胞分离或破裂。

(5)在显微镜下观察时,注意识别融合细胞与重叠的鸡红细胞;如果出现聚集成团的细胞,可能是制备的鸡红细胞浓度过高。

【思考题】

(1)简述细胞融合的基本步骤。

(2)PEG 作为细胞融合诱导剂的作用原理是什么?

实验十　线粒体功能测定

大多数真核细胞都含有许多线粒体,它们占细胞质体积的25%。线粒体是由高渗透性的外膜和富含蛋白质的内膜组成的大型细胞器。根据细胞类型和状态的不同,线粒体具有不同的结构、数量和亚细胞定位。线粒体是有氧细胞产生ATP的主要部位。线粒体内膜和中心基质中的酶负责糖和脂质氧化以及ATP合成的最后阶段。线粒体包含自己的DNA分子——线粒体DNA,这属于细胞质遗传。线粒体还积极参与细胞凋亡和细胞衰老。本实验旨在探索线粒体的生理活性,包括细胞内ATP含量测定和细胞内活性氧测定。

一、细胞内 ATP 含量测定

【实验目的】

检测细胞或组织中的ATP水平。

【实验原理】

三磷酸腺苷(adenosine 5′- triphosphate,ATP)是生物体中最基本的能量转换载体。ATP含量的变化与能量代谢直接相关。ATP作为最重要的能量分子,在细胞的各种生理和病理过程中发挥着重要作用。ATP水平的变化会影响许多细胞的功能。ATP水平通常在细胞凋亡、坏死或某些中毒状态时下降;高糖刺激可上调部分细胞内ATP水平。一般情况下,ATP水平下降表明线粒体功能受损或下降。在细胞凋亡过程中,ATP水平的降低通常与线粒体膜电位的降低同时发生。ATP含量检测试剂盒可用于检测细胞或组织中的ATP水平。ATP检测试剂盒(比色法/荧光法)使用一种可靠、简单的方法,它依赖于甘油的磷酸化产生一种易于用比色法($OD_{max}=570$ nm)或荧光法($E_x/E_m=535/587$ nm)进行定量的产物。

【实验材料、试剂与器材】

1. 材料

人口腔黏膜上皮细胞。

2.试剂

ATP 含量检测试剂盒、细胞裂解液、蒸馏水。

3.器材

分光光度计、水浴锅、移液器、离心机、研钵。

【实验方法与步骤】

1.裂解细胞

吸出培养基,为 6 孔板每孔加入 200 μL 裂解液(相当于 2 mL 细胞培养基的 1/10)裂解细胞。为使细胞充分裂解,可反复使用移液管吹或摇培养板,使裂解液充分接触并裂解细胞。收集分离后的细胞与裂解液的混合物,4 ℃离心 5~10 分钟。上清液用于检测 ATP 含量。

2.冰浴

将待用试剂置于冰上冰浴。

3.标准 ATP 溶液的准备

首先,准备 1 mmol/L 的 ATP 标准溶液。比色法:将 10 μL 的 ATP 标准品(10 mmol/L 溶液)加入 90 μL 的 ddH$_2$O 稀释,制得 100 μL 的 1 mmol/L ATP 标准溶液。荧光测定法:将提供的 ATP 标准品(10 mmol/L 溶液)5 μL 加入 45 μL 的 ddH$_2$O 稀释,制得 1 mmol/L 的 ATP 标准溶液。然后根据表 9－1 准备标准 ATP 溶液(从♯1 到♯6)。

表 9－1　标准 ATP 溶液的配制

标准孔 (♯)	1 mmol/L ATP 标准溶液(μL)	检测缓冲液 (μL)	终体积/孔 (μL)	ATP 终量(毫摩尔/孔)	
				比色法	荧光法
1	0	150	50	0	0
2	6	144	50	2	0.2
3	12	138	50	4	0.4
4	18	132	50	6	0.6
5	24	126	50	8	0.8
6	30	120	50	10	1.0

4.ATP 含量测定

比色法用透明板,荧光法用避光透明底板。

(1)每孔加标准 ATP 溶液、样品、样品背景对照各 50 μL。

标准孔:50 μL 标准 ATP 溶液,如表 9－1 所示。

样品孔:1~50 μL 样品(用 ATP 检测缓冲液调节体积至每孔 50 μL)。

样品背景对照孔:1～50 μL 样品背景对照(用 ATP 检测缓冲液调节体积至每孔 50 μL)。根据样品类型和背景信号对每个样品进行背景对照。

(2) 每次反应制备 50 μL ATP 反应混合物和背景反应混合物,如表 9－2 所示。为确保一致性,所有的标准溶液和样品准备一个总反应混合物。

表 9－2　反应混合物的制备

成分	ATP 反应混合物(μL)		背景反应混合物(μL)	
	比色法	荧光法	比色法	荧光法
ATP 检测缓冲液	44	45.8	46	47.8
ATP 探针	2	0.2	2	0.2
ATP 促进剂	2	2	0	0
显色剂混合物	2	2	2	2

(3) 在标准孔和样品孔中分别加入 50 μL ATP 反应混合物。

(4) 在背景对照孔中加入 50 μL 背景反应混合物。

(5) 避光室温混合孵育 30 分钟(荧光测定:探针对空气和光线非常敏感,应密封,应在测定前立即加入反应混合物。如有高底色的样品和标准溶液,仔细检查探头颜色)。

(6) 在 OD 值为 570 nm 的酶标仪上测量输出(建议立即测量反应,但反应至少要稳定 2 小时)。

【实验结果及分析】

样品信号大于最高标准样品信号的,应用适当缓冲液进一步稀释,重新分析,然后用适当的稀释倍数乘以检测浓度。

(1)每个标准 ATP 溶液、样品和样品背景对照应重复读数后取平均值。

(2)用所有标准 ATP 溶液、样品和样品背景对照读数减去空白(标准♯1)的平均值,得出校正的相对荧光度。

(3)如果样品背景对照读数较大,则将其从所有标准溶液和所有样品的读数中减去。

(4)绘制每个标准 ATP 溶液的校正值作为 ATP 最终浓度的函数。

(5)通过这些点绘制出平滑的曲线,构建标准曲线。大多数平板阅读器软件或 Excel 可以将这些值和曲线拟合。根据标准曲线数据计算趋势线方程(使用提供最精确拟合的方程)。

(6)将校正后的样品吸光度除以相对荧光值应用于标准曲线,得到样品中 ATP 的含量。

(7)样品中 ATP 浓度(nmol/μL 或 μmol/mL)计算公式:
$$ATP\ 浓度 = (B/V) \cdot D$$

其中,

B:根据标准曲线计算的样品中 ATP 的含量(nmol);

V:样品孔中加入的样品体积(μL);

D:样品稀释系数(如果样品被稀释到符合标准曲线范围内);

ATP 分子量 = 507.18。

【注意事项】

ATP 检测缓冲液中含有荧光素酶,经过反复冻融后荧光素酶会逐渐失活。为了获得更好的使用效果,冻融次数不宜超过 3 次。

将 ATP 检测缓冲液稀释成 ATP 检测工作液后,最好一次用完。冷冻后不宜使用。ATP 在室温下不稳定,需要在 4 ℃下或冰上操作,特别是裂解样品中的 ATP。ATP 在冰上可以稳定保存 6 小时。

本试剂盒需要光度计(检测荧光素酶报告基因的仪器)。如果没有光度计,也可以使用液体闪烁分析仪。

液体闪烁分析仪的测量效果取决于仪器的灵敏度和精度。

为了操作者的安全和健康,应穿上实验服,戴上一次性手套。

二、细胞内活性氧测定

【实验目的】

掌握细胞内活性氧的测定。

【实验原理】

活性氧(reactive oxygen species,ROS)的产生主要是氧化磷酸化的结果,在呼吸链中,在某些位点会有"泄露"的电子直接和氧气或和其他电子受体反应,在酶或非酶作用下引发一系列反应,生成不同种类的活性氧。ROS 包括超氧自由基、过氧化氢及其下游产物过氧化物和羟化物($\cdot O_2^-$,H_2O_2,$\cdot OH$,$ONOO^-$,$\cdot NO$)等,参与细胞生长增殖、发育分化、衰老和凋亡及许多生理和病理过程。2,7 -二氯二氢荧光素二乙酸酯(DCFH - DA)是目前最常用、最灵敏的细胞内活性氧检探针。DCFH - DA 没有荧光,进入细胞后被酯酶水解为二氯荧光素(DCFH)。在活性氧存在时,DCFH 被氧化为不能透过细胞膜的强绿色荧光物质二氯荧光素(DCF),其荧光在激发波长 502 nm、发射波长 530 nm 附近有最大波峰,强度与细胞内活性氧水平成正比。此活性氧检测系统本底水平低,灵敏度高,重复性好,操作简便。

【实验材料、试剂与器材】

1.材料

人口腔黏膜上皮细胞。

2.试剂

细胞洗涤液、无血清培养液、DCFH - DA。

3.器材

荧光分光光度计、荧光酶标仪或流式细胞仪、荧光探针、细胞计数器、离心机、细胞培养箱等。

【实验方法与步骤】

1. 细胞准备

培养细胞,必须保证检测用细胞状态健康。按照适当方法,清洗并收集足量的细胞。

2. 药物诱导

将收集好的细胞悬浮于适量稀释好的药物,于 37 ℃细胞培养箱内避光孵育。具体诱导时间根据药物本身特性及细胞类型来决定。

3. 探针准备

探针装载前,按照 1∶1000 用无血清培养液稀释 DCFH - DA,使其终浓度为 10 μmol/L。

4. 探针装载

去除细胞内药物,离心收集细胞,加入适当稀释好的探针,使其细胞密度为 $1.0 \times 10^{6} \sim 2.0 \times 10^{7}$/mL。

注:细胞密度需根据后续的检测体系、检测方法及检测总量来进行调整。例如,对于流式分析,单管检测内细胞数目不少于 10^{4},也不可多于 10^{6}。每隔 35 分钟颠倒混匀一下,使探针和细胞充分接触。

5. 细胞清洗

用无血清细胞培养液洗涤细胞 1 次或 2 次,以充分去除未进入细胞内的 DCFH - DA。

6. 检测

用荧光分光光度计、荧光酶标仪或流式细胞仪检测,也可以用激光共聚焦显微镜直接观察。

【实验结果及分析】

使用 488 nm 激发波长,525 nm 发射波长,实时或逐个时间点检测刺激前后荧光的强弱。DCF 的荧光光谱和 FITC 非常相似,可以用 FITC 的参数设置检测 DCF。

【注意事项】

(1)探针装载后,一定要洗净残余的未进入细胞内的探针,否则会导致背景读数较高。

(2)探针装载完毕并洗净残余探针后,可以进行激发波长的扫描和发射波长的扫描,以确认探针的装载情况是否良好。

(3)尽量缩短探针装载后到测定所用的时间(刺激时间除外),以减少各种可能的误差。

(4)为了实验操作者的安全和健康,请穿实验服并戴一次性手套进行操作。

实验十一　细胞凋亡检测

【实验目的】

(1)掌握细胞凋亡的基本特征。

(2)学习细胞凋亡的多种检测方法:形态学检测、Annexin V 流式检测、DNA 片段化分析及 TUNEL 检测。

【实验原理】

1.原理

细胞凋亡(apoptosis)指为维持内环境稳定,由基因控制的细胞自动死亡的过程,涉及一系列基因的激活、表达及调控等事件,是为更好地适应生存环境而主动争取的一种死亡过程。细胞凋亡与细胞坏死不同,坏死是细胞受到强烈的理化因素或生物因素作用,引起的细胞无序变化的死亡过程,表现为细胞胀大、细胞膜破裂、细胞内容物外溢、DNA 降解不充分,引起局部严重的炎症反应等;细胞凋亡则是细胞对环境的生理性和病理性刺激信号产生的有序应答过程,不会引起炎症反应,不释放细胞内容物。

细胞凋亡的变化是多阶段的。首先出现细胞体积缩小,细胞连接消失,与周围细胞脱离;然后是细胞质密度增加,线粒体膜电位消失、通透性改变,释放细胞色素 c 到细胞质,细胞核、细胞质浓缩,核膜、核仁破碎,DNA 降解为 180～200 bp 大小的片段;细胞膜形成小泡状结构,膜内侧磷脂酰丝氨酸外翻到膜表面,细胞膜结构仍然完整,最终细胞分割包裹为若干凋亡小体,无内容物外溢,不引起周围的炎症反应,凋亡小体可迅速被周围吞噬细胞所吞噬。

2.应用

(1)形态学检测:细胞凋亡时出现一系列独特的形态学特征,如细胞体积变小、核固缩、核仁碎裂、染色质密度增高;细胞质浓缩、细胞器密度增高;细胞膜皱褶、卷曲、内陷,并将细胞质和 DNA 分割包裹形成凋亡小体等。借助光学显微镜、电子显微镜或荧光显微镜可以不同程度、不同层次地观测细胞凋亡的形态学改变。其多用于固定组织细胞检测,优点是方法简易、直观,缺点是对结果的判定缺乏特定标准,主观性大。

(2)磷脂酰丝氨酸外翻分析(Annexin V 染色、流式细胞术)。

细胞凋亡时,首先出现细胞膜结构的改变。正常情况下,细胞膜中磷脂酰丝氨酸(phosphatidylserine,PS)通常存在于内表面,而细胞凋亡过程中,PS 外翻、转移到质膜的外层。通过该现象,可利用检测磷脂酰丝氨酸的方法,检测细胞是否发生凋亡。Annexin V 是膜蛋白的一种,在钙离子存在下与磷脂酰丝氨酸发生高亲和力结合,使用荧光标记 Annexin V 即可检测细胞膜表面暴露的 PS;然而,在细胞凋亡晚期或死亡后,细胞膜结构破坏,此时 Annexin V 可进入整个质膜,因此需结合非浸透性荧光染料(如碘化丙啶 PI,在细胞膜完整性未破坏的凋亡早期无法进入细胞)的染色结果加以判断,将早期凋亡细胞与中晚期凋亡或坏死细胞区分开。

(3)细胞凋亡的 DNA 片段检测:DNA 断裂是细胞凋亡最显著的特点,核酸内切酶将 DNA 切割为 $180\sim200$ bp 的片段,可通过检测 DNA 来检测细胞凋亡。常见的 DNA 片段检测方法有琼脂糖凝胶电泳及缺口末端标记法。

琼脂糖凝胶电泳通过分子筛原理将不同分子量和带电的核酸片段分离。正常活细胞 DNA 不断裂,凝胶电泳是正常条带;坏死细胞的 DNA 随机断裂,凝胶电泳表现为弥漫连续的模糊条带;凋亡细胞的 DNA 电泳一般形成阶梯状条带,这是凋亡具有代表性的重要生化结果。

脱氧核糖核苷酸转移酶介导的 dUTP 原位缺口末端标记法(TdT-mediated dUTP nick end labeling,TUNEL)是常用的细胞凋亡检测方法,在细胞凋亡时,染色体 DNA 断裂产生大量 $3'-OH$ 黏性末端,可在末端脱氧核苷酸转移酶(terminal deoxynucleotidyl transferase,TdT)作用下加上绿色荧光探针(FITC)标记的 dUTP(flurescein dUTP),从而可以通过荧光显微镜或流式细胞仪进行检测;反之,正常细胞几乎没有 DNA 断裂,理论上没有 $3'-OH$ 形成,很少被染色。

在实际应用中,针对不同凋亡阶段的细胞可将多种检测方法相结合,才能观察到实验细胞真实准确的凋亡结果,从而对结果进一步深入分析并得出结论。

 【实验材料、试剂与器材】

1. 形态学检测

Huh7 人肝癌细胞株、胰蛋白酶、PBS、4% 多聚甲醛固定液、苏木素染液、伊红染液、盐酸乙醇溶液(75% 乙醇配制 1% 盐酸)、中性树胶、细胞培养微孔板、光学显微镜等。

2. Annexin V 染色、流式细胞术

Huh7 人肝癌细胞株、PBS、Annexin V - FITC 结合液、Annexin V - FITC 染液、PI 染液、细胞培养板、离心机、流式细胞仪等。

3. DNA 琼脂糖凝胶电泳法

Huh7 人肝癌细胞株、琼脂糖、天根 DNA 提取试剂盒(DP304)、TE 缓冲液(1×)、上样缓冲液(loading buffer)(10×)、核酸染料、琼脂糖凝胶电泳仪、离心机、离心管、微波炉、紫外透射仪等。

4. TUNEL 法

Huh7 人肝癌细胞株、PBS(1×)、含 0.3% Triton X - 100 的 PBS、4% 多聚甲醛固定液、TUNEL 细胞凋亡检测试剂盒(Biotime,C1088,绿色荧光)、细胞培养微孔板、荧光显微镜等。

【实验方法与步骤】

1.形态学检测(凋亡细胞的形态学观察)

(1)细胞爬片:对于贴壁生长细胞,用胰蛋白酶消化,调细胞浓度至 $1×10^5/mL$,滴加于内置盖玻片的细胞培养微孔板中,待细胞稳定生长后,取出细胞爬片,用 PBS 轻柔洗涤 3 次。

(2)样品固定:用 4% 多聚甲醛固定液固定 30 分钟,用 PBS 洗涤 3 次,每次 1 分钟。

(3)染细胞核:将细胞浸入苏木素染液 2~3 分钟,用自来水洗涤 3 次。

(4)分色:将细胞浸入盐酸乙醇溶液 30 秒,在这期间提出溶液数次。

(5)染细胞质:将细胞浸入伊红染液 1 分钟,用自来水洗涤 3 次。

(6)封片:自然晾干爬片后,用中性树胶封片。

(7)镜下观察:将染色细胞片置于光学显微镜下,肉眼观察细胞质、细胞核、细胞膜等结构的改变。

2.Annexin V 染色、流式细胞术

(1)根据细胞类型,选择合适的细胞培养板接种目的细胞。

(2)在进行细胞凋亡刺激后,收集细胞(贴壁细胞:胰蛋白酶消化法;悬浮细胞:1000g 离心 5 分钟),用 PBS 轻轻重悬细胞并计数。

(3)取 5 万~10 万个细胞,1000 r/min 离心 5 分钟,弃上清,加入 195 μL Annexin V‐FITC 结合液轻轻重悬细胞。

(4)加入 5 μL Annexin V‐FITC 染液,轻轻混匀。

(5)加入 10 μL PI 染液,轻轻混匀。

(6)室温(20 ℃~25 ℃)避光孵育 10~20 分钟,随后置于冰浴中避光。

(7)用流式细胞仪检测,可立即上机检测。Annexin V‐FITC(绿色荧光)最大激发光 488 nm,发射光 520 nm;PI(红色荧光)最大激发光 535 nm,发射光 617 nm。注意:细胞在染色后须尽快检测,通常保证在 1 小时内完成。两者均可被 488 nm 激发光激发。

3.DNA 琼脂糖凝胶电泳法

1)细胞 DNA 的提取

(1)在进行细胞凋亡刺激后,收集培养的细胞 10^6~10^7 个至干净离心管中(方法同上),加入 200 μL 缓冲液 GA,震荡至细胞彻底悬浮。

(2)加入 20 μL Proteinase K 溶液,混匀。

(3)加入 200 μL 缓冲液 GB,充分颠倒混匀,70 ℃ 放置 10 分钟,溶液应变清亮,瞬时离心去除离心管内壁的液体。

(4)加入 200 μL 无水乙醇,充分震荡混匀 15 秒,此时可能出现絮状沉淀,瞬时离心去除离心管内壁的液体。

(5)将上一步所得溶液和絮状沉淀均加入吸附柱 CB 3 中(吸附柱放入收集管中),12000 r/min 离心 30 秒,弃废液,将吸附柱 CB 3 放回收集管。

(6)向吸附柱 CB 3 加入 500 μL 缓冲液 BD(确认使用前已加入无水乙醇),12000 r/min 离心 30 秒,弃废液,将吸附柱 CB 3 装回收集管中。

(7)向吸附柱 CB 3 中加入 600 μL 漂洗液 PW(确认使用前已加入无水乙醇),12000 r/min 离心 30 秒,弃废液,将吸附柱 CB 3 装回收集管中。

(8)重复操作步骤(7)。

(9)12000 r/min 离心 2 分钟,将吸附柱 CB 3 置于室温 3～5 分钟,彻底晾干吸附材料中残余的漂洗液。

(10)将吸附柱 CB 3 装入一个干净的离心管中,向吸附膜中心滤网部位滴加 50～100 μL 洗脱液 TE,室温放置 3～5 分钟,12000 r/min 离心 2 分钟,将离心获得溶液收集进行琼脂糖凝胶电泳。

2)琼脂糖凝胶电泳

(1)用 TE 缓冲液配制 1.8% 琼脂糖凝胶:取 1.8 g 琼脂糖粉末,加入 100 mL TE 缓冲液混匀;用微波炉加热 2 分钟煮沸至琼脂糖粉末充分溶解,室温冷却至 60 ℃时加入核酸染料(终浓度0.5 mg/mL),混匀后灌胶;待凝胶凝固后放入含 TE 缓冲液的电泳槽内,使 TE 缓冲液完全浸没凝胶。

(2)取 10～15 μL 提取的各组 DNA 样品与上样缓冲液按 10:1比例混匀后,将样品加入凝胶上样孔中。

(3)电泳:100 V 电泳 1 小时,用紫外透射仪观察梯形条带。

4. TUNEL 法

(1)细胞爬片:在放有细胞爬片的细胞培养微孔板中培养细胞,待细胞生长状态良好时进行凋亡处理。

(2)细胞固定:用 PBS 轻柔洗涤细胞 1 次,使用 4% 多聚甲醛固定细胞 30 分钟。

(3)用 PBS 洗涤细胞 1 次。

(4)加入含 0.3% Triton X-100 的 PBS,室温孵育细胞 5 分钟。

(5)按照表 11-1 配制 TUNEL 检测液(注:配好的 TUNEL 检测液必须一次使用完,不能冻存)。

表 11-1 TUNEL 检测液的配制

项目	1 个样品	5 个样品	10 个样品
TdT 酶	5 μL	25 μL	50 μL
荧光标记液	45 μL	225 μL	450 μL
TUNEL 检测液	50 μL	250 μL	500 μL

(6)用 PBS 洗涤细胞 2 次,在样品上滴加 50 μL TUNEL 检测液,37 ℃避光孵育 60 分钟。孵育时注意在多余的孔和空隙处加入适量的水以保持湿润,从而避免 TUNEL 检测液的蒸发。

(7)用 PBS 洗涤细胞 3 次,用抗荧光淬灭封片液封片后,置于荧光显微镜下观察。可使用的激发波长范围为 450～500 nm,发射波长范围为 515～565 nm(绿色荧光)。

【实验结果及分析】

(1)凋亡细胞的形态学改变:光学显微镜下细胞核呈蓝黑色,细胞质呈淡红色。凋亡细胞呈圆形,细胞核深染,细胞质浓缩,染色质呈团块状,细胞表面有"出芽"小泡结构。

(2)Annexin V 染色-流式细胞术,实验结果见图 11-1。

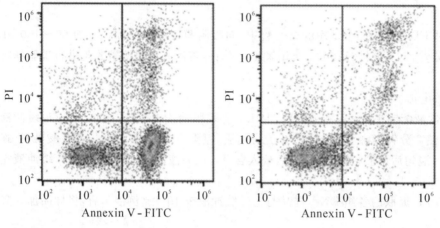

扫码看彩图

Annexin V-FITC 单阳(右下象限)为早期凋亡细胞,Annexin V-FITC 和 PI 双阳(右上象限)为坏死或晚期凋亡细胞,PI 单阳(左上象限)为裸核细胞。

图 11-1 Annexin V-FITC/PI 检测及流式细胞仪分析细胞凋亡

(3)DNA 琼脂糖凝胶电泳结果,实验结果如图 11-2。

经过凋亡诱导的细胞 DNA 经过琼脂糖凝胶电泳图呈现典型的"阶梯状"条带,未经凋亡诱导的细胞 DNA 电泳图无类似改变,而坏死细胞的 DNA 电泳图呈现弥漫的模糊条带。

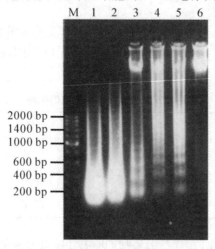

M—DNA marker;1,2—细胞坏死 DNA 对照组;3~5—细胞凋亡 DNA;6—正常细胞 DNA 对照。

图 11-2 琼脂糖凝胶电泳分析细胞凋亡

（4）TUNEL 法检测细胞凋亡,实验结果见图 11-3。

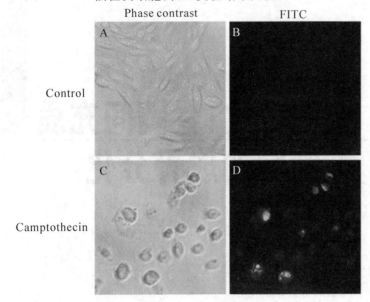

扫码看彩图

Phase contrast—相补镜检法;Control—对照;Camptothecin—喜树碱。
A. Hela 细胞未经处理的明场照片;B. Hela 细胞未经处理的荧光照片;
C. Hela细胞经喜树碱处理 24 小时诱导凋亡后的明场照片;D. Hela 细
胞经喜树碱处理 24 小时后的荧光照片。

图 11-3　TUNEL 法检测细胞凋亡

【注意事项】

（1）所有细胞实验的操作均应动作轻柔,防止细胞脱落。
（2）添加荧光试剂时,需要做好避光措施,防止荧光淬灭。
（3）在荧光显微镜下观察结果时,操作应快,避免荧光暴露时间过长导致荧光淬灭而无法观察到阳性结果。

【思考题】

（1）如何区分细胞凋亡和细胞坏死?
（2）检测细胞凋亡的各种手段分别有什么优缺点?

实验十二 细胞分化:骨髓间充质干细胞的成骨分化

【实验目的】

(1)了解间充质干细胞的生物学特性。

(2)学习小鼠骨髓间充质干细胞的分离培养方法。

(3)掌握小鼠骨髓间充质干细胞的成骨诱导分化方法及成骨分化检测方法。

【实验原理】

间充质干细胞(mesenchymal stem cell,MSC)属于成体干细胞的分支,具有多向分化潜能和强大的自我更新能力。间充质干细胞在不同的诱导条件下可以分化为成骨细胞、成软骨细胞、脂肪细胞和成肌细胞,且体外易于分离培养扩增,具有低免疫原性。基于以上特点,间充质干细胞展示出极大的临床应用前景。小鼠是目前科研应用最为广泛的动物,在体外分离、扩增和纯化大量间充质干细胞是其应用研究的前提。

间充质干细胞在特定的培养条件下可以分化成多种细胞。采用成骨分化诱导培养基处理,可将间充质干细胞特异性诱导为成骨细胞。

茜素红 S 钙染色法是一种通过螯合技术,使钙离子和茜素红 S 生成复合物,使分析固定处理的细胞样本中产生红色钙沉淀现象的经典技术方法,主要适用于动物原代或培养细胞的钙沉积和钙化结节的检测,广泛用于骨细胞或组织病理生理研究。

【实验材料、试剂与器材】

1.材料

6 周龄 C57BL/6 小鼠。

2.试剂

PBS、高糖 DMEM 培养基、Hyclone 血清(FBS)、青霉素-链霉素混合液、EDTA、胰蛋白酶、含血清培养基、抗小鼠 Sca－1、CD45、成骨分化诱导培养基、完全培养基、4%多聚甲醛溶液、2%茜素红染液。

3.器材

5％ CO_2 培养箱、倒置相差显微镜、低温离心机、流式细胞仪、手术器械、注射器、移液器、37℃恒温箱、光学显微镜、培养皿,培养板、无菌操作台等。

【实验方法与步骤】

1.小鼠骨髓间充质干细胞的分离培养

(1)颈椎脱位法处死 6 周龄 C57BL/6 小鼠,在超净台内分离双侧下肢,剔除肌肉组织,取出双侧股骨、胫骨,用 PBS 冲洗两遍。

(2)剪去股骨、胫骨两端,抽取 MSC 培养基(高糖 DMEM 培养基＋10％FBS＋1％青霉素-链霉素混合液),用带有 1 mL 注射器针头的 5 mL 注射器反复冲洗骨髓腔,直至骨髓腔变为白色。

(3)将冲洗出的骨髓液吹打均匀后接种于 6 cm 塑料培养皿内,静置于 37 ℃、5％ CO_2 培养箱内。

(4)于 48 小时后首次换液,吸弃培养基,用 PBS 轻柔洗涤 2 次,更换新鲜的 MSC 培养基。

(5)以后每 3 天换液 1 次,换液时用 PBS 洗掉非贴壁细胞。

(6)待细胞汇合率达 80％～90％,用 PBS 洗涤 2 次,用含 EDTA 的 0.25％胰蛋白酶溶液消化后,加入含血清培养基终止消化。以 1000 r/min,离心 5 分钟,弃上清液,细胞计数,调细胞密度为 $1×10^5$/mL 接种,传至第 3 代备用。

(7)用流式细胞仪检测细胞膜免疫表型。收获培养第 3 代细胞,用胰蛋白酶消化后,加入含血清培养基终止消化。离心,弃上清,用 PBS 洗涤细胞沉淀。分别加入抗小鼠 Sca‐1、CD 45,4 ℃避光孵育 30 分钟后,用 PBS 洗涤多余抗体,采用流式细胞仪分析抗原表达情况。

2.小鼠骨髓间充质干细胞的成骨诱导分化

(1)取对数生长期的小鼠骨髓间充质干细胞,以 $1×10^5$/mL 细胞密度,接种在 35 mm 细胞培养皿中,每孔加入 2 mL 完全培养基。

(2)待细胞完全贴壁后,更换为成骨分化诱导培养基,每 3 天换液 1 次。

(3)在诱导培养 14 天后,使用茜素红染液染色,以评估成骨分化情况。

3.小鼠骨髓间充质干细胞成骨分化的茜素红染色

(1)弃去原诱导分化培养基,用 PBS 沿壁轻轻冲洗细胞两次。

(2)每孔加入 4％多聚甲醛溶液固定,每孔 1 mL,室温固定 10 分钟。

(3)用移液器小心吸出并弃掉多聚甲醛溶液,每孔加入茜素红染液 1 mL。

(4)37 ℃恒温箱中孵育 30 分钟后,轻轻吸去茜素红染液,用 PBS 洗涤,在光学显微镜下观察并拍照。

【实验结果及分析】

(1) MSC 细胞在分离 48 小时后首次换液,可见细胞形态不均一,有的呈圆形,有的呈梭形;5 天后除去非贴壁的细胞,更换新的培养体系继续培养。每次换液前,用 PBS 洗 2 次,将未贴壁细胞剔除干净。7~8 天后贴壁细胞密度可达 90% 左右。细胞经消化传代后,12 小时左右基本贴壁铺展,圆形细胞数量进一步减少。至第 3 代,细胞形态呈均一的梭形。

(2)经流式细胞仪检测,第 3 代的骨髓 MSC 的 Sca-1、CD29 的阳性率应达到 90%,而几乎不表达造血细胞的标记物 CD45,可证实分离培养的 MSC 阳性率较高。

(3)在成骨分化诱导第 14 天后,可见小鼠骨髓间充质干细胞形态均为梭形,且呈聚团性生长。

(4)在成骨分化诱导第 14 天后经茜素红染色,光学显微镜下可见小鼠骨髓间充质干细胞红色钙结节形成明显,数量较多(图 12-1)。

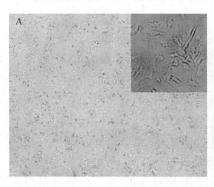

扫码看彩图

A.大图放大 40 倍;小图放大 200 倍;B.可见明显矿物质钙化沉积和钙化结节形成,证明小鼠骨髓间 MSC 具有成骨分化能力。

图 12-1 小鼠骨髓 MSC 培养第 1 天与成骨诱导 14 天后茜素红染色图

【注意事项】

(1)在分离培养 MSC 细胞的过程中,务必注意无菌操作。

(2)成骨分化诱导培养基需每 3 天换液 1 次,于 14~21 天后可终止诱导。

(3)2% 茜素红染液须现用现配。使用前测 pH 值,调至 4.1~4.3 才可使用。

【思考题】

(1)本实验采用全骨髓法分离培养小鼠骨髓间充质干细胞,骨髓中除贴壁的 MSC 细胞外,还有哪些类型的细胞?

(2)间充质干细胞、成骨细胞分别有什么生物学特性?

附　录

附录一　常用试剂配制

1. Alsever's **溶液(阿氏液,也称红细胞保存液)**, pH＝7.4

葡萄糖	2.05 g
NaCl	0.42 g
柠檬酸盐	0.8 g
柠檬酸	0.055 g
蒸馏水	加至 100 mL

采用 0.22 μm 微孔过滤器进行杀菌。4 ℃储存。

2. **抗生素储备溶液**

将抗生素全部溶解在中性水中,得到原液,然后用培养基稀释至所需浓度。

(1)青霉素和链霉素溶液:

青霉素 G 钠(400000 单位/瓶):5 瓶

链霉素 (1000000 单位/瓶):2 瓶

将上述抗生素溶于灭菌的 200 mL 0.9％生理盐水溶液中。将其分装入小瓶,－20 ℃储存。

(2)卡那霉素溶液:

给 1 只灭菌瓶内加入 98 mL 0.9％无菌生理盐水中,最终体积为 100 mL,每毫升 10000 单位溶液。将其分装入小瓶,－20 ℃储存。

3. **秋水仙碱储存溶液**

称取秋水仙碱 1 mg,溶于 0.9％生理盐水 50 mL 中。115 ℃15 分钟高压蒸汽灭菌进行消毒,然后将其分装入棕色瓶子中。保存于 4 ℃冰箱。

4. 0.2％**考马斯亮蓝** R250 **染液**

甲醇	46.5 mL
醋酸	7.0 mL
考马斯亮蓝	0.2 mL

蒸馏水　　　　　　　　加至 100 mL

室温储存。

5. 0.02% 乙二胺四乙酸二钠(EDTA)溶液

EDTA	0.05 g
磷酸氢二钠	0.288 g
氯化钠	2.00 g
磷酸氢二钾	0.05 g
氯化钾	0.05 g
葡萄糖	0.50 g
蒸馏水	加至 250 mL

依次溶于蒸馏水中,115 ℃15 分钟高压下高压蒸汽灭菌后,将其分装入小瓶,保存于 4 ℃冰箱。

6. 0.1% 酸性固绿(FCF),pH＝2.2

(1) 0.2% 固绿 FCF:

称取 0.2 克固绿 FCF,溶于 100 mL 蒸馏水中。

(2) 0.013 mol/L 盐酸:

给 100 mL 蒸馏水中加入 0.109 mL 盐酸(相对密度 1.19)。

(3) 0.1% 酸性固绿 FCF 工作溶液:

将原液(1)和(2)按 1∶1 混合,即为 0.1% 酸性固绿工作溶液。

室温储存。

7. 0.1% 碱性固绿 FCF,pH 值为 8.0～8.5

(1) 0.2% 固绿 FCF:

称取 0.2 克固绿 FCF,溶于 100 mL 蒸馏水中。

(2) 0.05% Na_2CO_3 溶液:

称取 50 mg Na_2CO_3 溶于 100 mL 蒸馏水中。

(3) 0.1% 碱性固绿 FCF 工作溶液:

将原液(1)和(2)按 1∶1 混合,即为 0.1% 碱性固绿工作溶液。

室温储存。

8. Giemsa 储存溶液

称取 1.0 g Giemsa (R66 - Gurr),溶解在 33 mL 甘油中(先在玻璃研钵中加入几滴甘油到 Giemsa 中,研磨成浓稠的糊状,直到看不到颗粒为止。然后加入剩下的甘油搅拌)。将混合物在 60 ℃静置 2 小时。然后加入 66 mL 甲醇,保存在棕色瓶中于室温下存放。

9. GKN 溶液

氯化钠	0.8 g
氯化钾	0.4 g
$NaH_2PO_4 \cdot 2H_2O$	1.77 g
$Na_2HPO_4 \cdot 12H_2O$	0.69 g

葡萄糖	2.0 g
酚红	0.01 g
蒸馏水	加至 1000 mL

4 ℃存放。

10. 3% 谷氨酰胺溶液

称取 3 g 谷氨酰胺,溶解于 100 mL 蒸馏水中。过滤消毒,分装入小瓶。存放于冷冻柜中。

11. 3% 戊二醛溶液

取 3 mL 戊二醛和 97 mL $Na_2HPO_4 - KH_2PO_4$ 缓冲液(PBS, pH=7.0)混合。室温保存。

12. Hank's 溶液

(1) 储存液 A:

氯化钠	160 g
$MgSO_4 \cdot 7H_2O$	2 g
$MgCl_2 \cdot 6H_2O$	2 g
蒸馏水	约 800 mL ……………①
$CaCl_2$(无水)	2.8 g
蒸馏水	约 100 mL ……………②

将①和②混合,用蒸馏水调至 1000 mL。然后加入 2 mL 氯仿。4 ℃储存。

(2) 储存液 B:

$Na_2HPO_4 \cdot 12H_2O$	3.04 g
KH_2PO_4	1.20 g
葡萄糖	20.00 g
蒸馏水	800 mL

加入 80 mL 0.5%酚红溶液,用蒸馏水调至 1000 mL。然后加入 2 mL 氯仿。4 ℃储存。

(3) Hank's 工作溶液:

将储存液 A 和 B 按 A:B:蒸馏水=1:1:18 混合。15 分钟高压蒸汽灭菌消毒。4 ℃储存。

13. 1% 和 1/5000 浓度的詹纳斯绿 B 溶液

称取 0.5 g 詹纳斯绿 B 溶于 50mL Ringer 溶液中,稍加热(30 ℃～40 ℃)使之很快溶解,用滤纸过滤,即为 1% 浓度的詹纳斯绿 B 溶液。临用前,取 1% 浓度的詹纳斯绿 B 溶液 1mL,加入 49mL Ringer 溶液混匀,即成 1/5000 浓度的工作液,装入棕色瓶备用,以保持它的充分氧化能力。

14. 0.075mol/L KCl 溶液

称取 5.587 g KCl,溶于 1000 mL 蒸馏水中。室温存放。

15. M 缓冲溶液

咪唑	3.404 g
KCl	3.7 g
$MgCl_2 \cdot 6H_2O$	101.65 mg
EGTA	380.35 mg

EDTA	29.224 mg
2-巯基乙醇	0.07 mL
甘油	292 mL
蒸馏水	加至 1000 mL

用 1 mol/L HCl 调节 pH 值至 7.2。室温存放。

16. 甲基绿-派洛宁 G 混合染液

(1) 0.2 mol/L 醋酸溶液，pH＝4.8：

冰醋酸	1.2 mL
蒸馏水	加至 100 mL·············①
NaAc·3H$_2$O	2.72 g
蒸馏水	加至 100 mL·············②

将 ① 和 ② 按 2:3 比例混合。调节 pH 至 4.8。

(2) 2% 甲基绿溶液：

甲基绿	2 g
0.2 mol/L 醋酸溶液，pH 值为 4.8	100 mL

(3) 1% 派洛宁 G 溶液：

派洛宁 G	1 g
0.2 mol/L 醋酸溶液，pH 值为 4.8	100 mL

(4) 甲基绿-派洛宁 G 工作溶液：

将(2)和(3)按 5:2 混合。室温存放。

17. 3-(4,5-二甲基噻唑-2)-2,5-二苯基四氮唑溴盐(MTT)溶液 (12 mmol/L)

称取 500 mg MTT，放入小烧杯中，同时加入 100 mL PBS (0.01 mol/L，pH 值为 7.4)。然后在电磁搅拌器上搅拌 30 分钟，用 0.22 μm 微孔过滤器灭菌。MTT 溶液配制好后，4 ℃ 避光保存 2 周。

18. 0.85% NaCl 溶液

称取 0.85 g NaCl，溶于 100 mL 蒸馏水中。室温储存。

19. 50% 聚二乙醇(PEG)溶液

称取 50 g PEG (分子量 1000)，溶于 100 mL 蒸馏水中。使用 0.45 μm 微孔过滤器过滤。4 ℃ 保存。

20. 0.5% 酚红溶液

称取 0.5 g 酚红，在干燥的玻璃研钵中研磨，同时加入 15 mL 0.1 mol/L NaOH 直至完全溶解。在搅拌下加入蒸馏水，定容至 100 mL。高压灭菌后，分装若干小瓶。室温储存(仅能储存一个月)。

21. 1/15 mol/L PBS，pH＝6.8

Na$_2$HPO$_4$·12H$_2$O	11.81 g
(或 Na$_2$HPO$_4$·2H$_2$O	5.92 g)
KH$_2$PO$_4$	4.50 g

蒸馏水	定容至 1000 mL

室温储存。

22. 0.01 mol/L PBS,pH＝7.2

NaCl	8 g
KCl	0.2 g
$Na_2HPO_4 \cdot H_2O$	1.56g
K_2HPO_4	0.2 g
蒸馏水	定容至 1000 mL

室温储存。

23. 0.01 mol/L PBS,pH＝7.4

NaCl	8 g
$NaH_2PO_4 \cdot 2H_2O$	0.45 g
$Na_2HPO_4 \cdot 12H_2O$	3.23 g
蒸馏水	定容至 1000 mL

室温储存。

24. RPMI 1640 培养基

称取 10.5 g RPMI(Roswell Park Memorial Institnte,罗斯韦尔公园纪念研究所)1640(培养基代号),溶于 1000 mL 蒸馏水中(搅拌缓慢加入)。加入 1 mL 1％酚红溶液,于 37 ℃水浴中放置 10～30 分钟。调节 pH 值至 6.0～6.3(使溶液颜色由红色变为橙色)。经过滤除菌后,分装若干小瓶。4 ℃保存。

根据所需培养基的体积,于使用前加入下列试剂:

(1)10％胎牛血清;

(2)添加 3％ 谷氨酰胺(1 mL/100 mL 培养基);

(3)加入 6％ $NaHCO_3$ 溶液,调节 pH 值至 7.2～7.4。后加入三种抗生素(100 U/mL 培养基)。

25. 6％淀粉肉汤与 0.4％台盼蓝混合溶液

牛肉膏	0.3 g
蛋白胨	1.0 g
NaCl	0.5 g
可溶性淀粉	6 g
台盼蓝	0.4 g
蒸馏水	定容至 100 mL

加热溶解,后煮沸 15 分钟以灭菌。4 ℃保存,使用前在水浴中融化。

26. 5％三氯乙酸(TCA)溶液

称取 5 g 三氯乙酸,溶于 100 mL 蒸馏水中。室温储存。

27. 1％ Triton X－100 溶液

分别量取 1 mL Triton X－100 与 99 mL mol/L 缓冲液,混合均匀。室温储存。

28. **0.4%台盼蓝染色液**

称取 0.4 g 台盼蓝,溶于 100 mL 生理盐水中。过滤去除渣滓。室温储存。

29. **0.25%胰蛋白酶消化液**

称取 0.25 g 胰蛋白酶,溶于 100 mL Hanks' 液中。经过滤除菌后,分装若干小瓶。—20 ℃ 保存。

30. **成骨分化诱导培养基**

(1)在生物安全柜中,称取地塞米松 3.925 mg,溶于 10 mL 乙醇,制成地塞米松储存液 (1 mmol/L)。使用 0.22 μm 过滤器过滤除菌,分装于 1.5 mL EP 管中。置于—20 ℃冰箱保存、备用。

(2)在生物安全柜中,称取 β-甘油磷酸钠 3.0611 g,溶于 10 mL PBS,制成 β-甘油磷酸钠储存液(1 mol/L)。使用 0.22 μm 过滤器过滤除菌,分装于 1.5 mL EP 管中。置于—20 ℃冰箱保存、备用。

(3)在生物安全柜中,称取维生素 C 17.612 mg,溶于 10mL PBS,制成维生素 C 储存液 (10 mmol/L)。使用 0.22 μm 过滤器过滤除菌,分装于 1.5 mL EP 管。后置于—20 ℃冰箱保存、备用。

(4)取 DMEM 完全培养基 100 mL,依次加入地塞米松储存液 10 μL、维生素 C 储存液 500 μL、β-甘油磷酸钠储存液 1 mL。混匀后,置于 4 ℃冰箱保存、备用。

31. **4%多聚甲醛溶液的配制**

称取多聚甲醛粉末 4.0 g,加入 PBS 100 mL。置于 60 ℃水浴锅中,加热搅拌过夜。充分溶解后,调节 pH 值为 7.4。室温保存、备用。

32. **2%茜素红染液的配制**

称取茜素红粉末 2.0 g,加入 ddH_2O 100 mL。充分溶解后,调节 pH 值为 4.1~4.3。使用 0.22 μm 过滤器过滤。4 ℃保存。

33. **50%PEG(聚乙二醇)使用液的配制**

称取相对分子量为 1540 的 PEG,沸水加热溶解,加入 37 ℃预温的无血清 RPMI 1640 培养液,制成含 50%PEG 并含 5%二甲基亚砜的 PEG 使用液,调 pH 值至 7.2 后,置 37 ℃水浴中备用。

34. **Ringer 溶液(又称林格溶液、复方氯化钠溶液,属于平衡盐溶液)**

NaCl	8.5 g
$CaCl_2$	0.12 g
$NaCO_3$	0.20 g
KCl	0.14 g
$NaHPO_4$	0.01 g
葡萄糖	2.0 g
蒸馏水	加至 1000 mL

室温避光保存。

附录二 一些常用单位

1. 长度单位

名称	缩写	换算方法							
米	m	1	10^{-1}	10^{-2}	10^{-3}	10^{-6}	10^{-9}	10^{-10}	10^{-12}
分米	dm	10	1	10^{-1}	10^{-2}	10^{-5}	10^{-8}	10^{-9}	10^{-11}
厘米	cm	10^2	10	1	10^{-1}	10^{-4}	10^{-7}	10^{-8}	10^{-10}
毫米	mm	10^3	10^2	10	1	10^{-3}	10^{-6}	10^{-7}	10^{-9}
微米	μm	10^6	10^5	10^4	10^3	1	10^{-3}	10^{-4}	10^{-6}
纳米	nm	10^9	10^8	10^7	10^6	10^3	1	10^{-1}	10^{-3}
埃	Å	10^{10}	10^9	10^8	10^7	10^4	10	1	10^{-2}
微微米	pm	10^{12}	10^{11}	10^{10}	10^9	10^6	10^3	10	1

2. 体积单位

名称	缩写	换算方法				
升	L	1	10^{-1}	10^{-2}	10^{-3}	10^{-6}
分升	dL	10	1	10^{-1}	10^{-2}	10^{-5}
厘升	cL	10^2	10	1	10^{-1}	10^{-4}
毫升	mL	10^3	10^2	10	1	10^{-3}
微升	μL	10^6	10^5	10^4	10^3	1

3. 重量单位

名称	缩写	换算方法						
千克	kg	1	10^{-3}	10^{-4}	10^{-5}	10^{-6}	10^{-9}	10^{-15}
克	g	10^3	1	10^{-1}	10^{-2}	10^{-3}	10^{-6}	10^{-12}
公克	dg	10^4	10	1	10^{-1}	10^{-2}	10^{-5}	10^{-11}
厘克	cg	10^5	10^2	10	1	10^{-1}	10^{-4}	10^{-10}
毫克	mg	10^6	10^3	10^2	10	1	10^{-3}	10^{-9}
微克	μg	10^9	10^6	10^5	10^4	10^3	1	10^{-6}
微微克	pg	10^{15}	10^{12}	10^{11}	10^{10}	10^9	10^6	1

4.物质的量与物质的量浓度表示法

名称	缩写	浓度单位(缩写,非标准)	换算方法
摩(尔)	mol	mol/L(M)	1
毫摩(尔)	mmol	mmol/L(mM)	$\times 10^{-3}$
微摩(尔)	μmol	μmol/L(μM)	$\times 10^{-6}$
毫微摩(尔)	nmol	nmol/L(nM)	$\times 10^{-9}$
微微摩(尔)	pmol	pmol/L(pM)	$\times 10^{-12}$

附录三 英汉医学细胞生物学词汇

A

acetylcholine receptor（AChR）乙酰胆碱受体

acidic keratin 酸性角蛋白

acrosome 顶体

acrylamide 丙烯酰胺

actin cortex 肌动蛋白皮层

actin filament depolymerizing protein 肌动蛋白纤维解聚蛋白

actin filament 肌动蛋白丝

actin 肌动蛋白

actin-related protein 2/3（ARP2/3）微丝结合蛋白 2/3

active transport 主动运输

activin 激活素

acyl transferase 酰基转移酶

adaptin 衔接蛋白

adaption 适应

adenine（A）腺嘌呤

adenylate cyclase（AC）腺苷酸环化酶

adhering junction 黏着连接

adhesion belt 黏着带

agarose 琼脂糖

age spots 老年斑

aggregation 聚集

agranular endoplasmic reticulum（AER）光面内质网/无颗粒内质网

Alzheimer disease（AD）阿尔茨海默病/老年痴呆症

amanita 毒蘑菇/伞形毒菌

amino acid 氨基酸

amitosis 无丝分裂

amphipathic molecule 兼性分子/双亲性分子

ampholyte 两性电解质

amyotrophic lateral sclerosis（ALS）肌萎缩性侧索硬化症

anaphase 后期

anaphase-promoting complex（APC）后期促进复合物

anchorage dependent growth 锚定依赖性生长

anchoring junction 锚定连接

annular subunit 环状亚单位

annulate lamellae 孔环状片层

anoikis 失巢凋亡

anterograde transport 顺向转移

anti-apoptosis gene 抗凋亡基因

anticodon 反密码子

antiport 反向运输

apoptosis protease activating factor－1（Apaf－1）凋亡蛋白酶活化因子－1

apoptosis 凋亡/细胞凋亡

apoptotic body 凋亡小体

apoptotic peak（AP）凋亡峰

aquaglyceroporin 水-甘油通道蛋白

aquaporin（AQP）水通道蛋白

archaea 古菌

archaeobacteria 古细菌

Asn – Pro – Ala（NPA）天冬酰胺-脯氨酸-丙氨酸

Asn – X – Ser 或 Asn – X – Thr（X 代表除 Pro 外的任何氨基酸）新生肽链中的三肽序列

aster 星体

asymmetry division 不对称分裂

atomic force microscope 原子力显微镜

ATP binding cassette（ABC）ATP 结合盒

ATP synthase ATP 合酶

autocrine 自分泌

autophagolysosome 自噬溶酶体

autophagosome 自噬体

autophagy vacuole 自噬泡

autophagy 自噬

autoradiography 放射自显影技术

autotroph 自养生物

B

bacteria 细菌

barbed end 刺端

basal body 基体

basal lamina 基膜或基底膜

basement membrane 基膜或基底膜

basolateral surface 底侧面

B – cell lymphoma/leukemia – 2（bcl – 2）B 细胞淋巴瘤/白血病-2

biochip 生物芯片

biological oxidation 生物氧化

biomembrane 生物膜

bivalent 二价体

blastocoel 囊胚腔

blastocyst 胚泡/囊胚

block mosaic model 板块镶嵌模型

blood brain barrier 血脑屏障

bone morphogenetic protein（BMP）骨形态生成蛋白

botulinum toxin 肉毒杆菌毒素

brevin 短杆素

budding 发芽

bulk membrane flow 批量膜流

bulk transport 批量运输

C

C lectin C 凝集素

cadherin 钙黏着蛋白

Caenorhabditis elegans 秀丽隐杆线虫(拉丁名)

calmodulin（CAM）钙调蛋白

calnexin 钙联结蛋白

calreticulin 钙网蛋白

calsequestrin 肌集钙蛋白

cAMP response element binding protein（CREB）cAMP 反应元件结合蛋白

cAMP-dependent protein kinase A（PKA）cAMP 依赖性蛋白激酶 A

capping protein 加帽蛋白

carbohydrate 碳水化合物

carcinoma 癌

carrier protein 载体蛋白

cascade effect 级联效应

catenin 连环蛋白

CDK activating kinase（CAK）CDK 活化激酶

CDK inhibitor protein（CKI）CDK 抑制剂蛋白

cell adhesion molecule(CAM)细胞黏附分子

cell adhesion 细胞黏附

cell biology 细胞生物学

cell coat 细胞外被

cell communication 细胞通讯

cell cortex 细胞皮层

cell culture 细胞培养

cell cycle arrest 细胞周期阻滞

cell cycle checkpoint 细胞周期检查点

cell cycle 细胞周期

cell determination 细胞决定

cell differentiation 细胞分化

cell doctrine 细胞学说

cell free system 非细胞体系

cell junction 细胞连接

cell line 细胞系

cell lineage 细胞谱系

cell membrane 细胞膜

cell microenvironment 细胞微环境

cell senescence 细胞衰老

cell shrinkage 细胞皱缩

cell strain 细胞株

cell suicide 细胞自杀

cell theory 细胞学说

cell wall 细胞壁

cellular aging 细胞衰老

cellular oxidation 细胞氧化

cellular reprogramming 细胞重编程

cellular respiration 细胞呼吸

central dogma 中心法则

central domain 中央结构域

central granule 中央颗粒

central plug 中央栓

central sheath 中央鞘

centriole 中性粒

centromere 着丝粒

centrosome 中心体

cGMP-dependent protein kinase G（PKG）cGMP 依赖性蛋白激酶 G

chalone 抑素

channel protein 通道蛋白

chaperone protein "伴侣"蛋白

chaperone-mediated autophagy 分子伴侣介导的自噬

chemical signaling 化学通讯

chemical synapse 化学连接

chemiosmotic coupling hypothesis 化学渗透假说

chiasma terminalization 交叉端化

chiasma 交叉

cholesterol 胆固醇

choline phosphotransferase 胆碱磷酸转移酶

chondroitin sulfate(CS) 硫酸软骨素

chromatid linking protein（CLIP）染色单体连接蛋白

chromatin condensation 染色质凝集

chromatin immunoprecipitation 染色质免疫共沉淀

chromatin 染色质

chromosome biology 染色体生物学

chromosome 染色体

cilia 纤毛

cis-face 顺面

cis-Golgi network 顺面高尔基网

cisterna 潴泡/扁平囊泡

clathrin 网格蛋白

clathrin-coated vesicle 网格蛋白有被小泡

claudin 闭合蛋白

clone 克隆

cloning vector 克隆载体

cloning 克隆化

clustered regularly interspaced short palindromic repeats（CRISPR）成簇的规律间隔的短回文重复序列

coated pit 有被小窝

coated vesicle 有被小泡

coatomer protein Ⅰ（COP Ⅰ）衣被蛋白 Ⅰ

coatomer protein Ⅱ（COP Ⅱ）衣被蛋白 Ⅱ

coding region 编码区

codon 密码子

coiled-coil 卷曲螺旋

colchicine 秋水仙素

collagen disease 胶原病

collagen fiber 胶原纤维

collagen fibril 胶原原纤维

collagen 胶原

collagenase 胶原酶

colony 细胞群

column chromatography 柱层析

column subunit 柱状亚单位

combinatory control 组合调控

communicating junction 通讯连接

compartmentalization 房室性区域化

complement control protein module（CCP）补体调节蛋白

conductor 转导分子

confocal laser scanning microscope（CLSM）共聚焦激光扫描显微镜

connexin 连接蛋白

connexon 连接子

conserved sequence block 保守序列区段

constitutive secretion 连续性分泌/固有分泌

contact signaling by plasma membrane bound molecule 细胞膜表面分子接触通讯

contact-dependent signaling 接触依赖性信息传递

continuous secretion 连续性分泌

contractile ring 收缩环

control region 控制区

convergence 收敛

COPⅠ- coated vesicle COPⅠ有被小泡

COPⅡ- coated vesicle COPⅡ有被小泡

core protein 核心蛋白

cotranslation insertion 共翻译插入

cotransport 协同运输

crinophagy 分泌自噬

CRISPR associated protein CRISPR 相关蛋白

cristae 嵴

cross linking protein 交联蛋白

cross-talk 交叉对话

crypt 隐窝

crystal mosaic model 晶格镶嵌模型

crystalloid 类晶体

curare 马钱子

cyclic AMP（cAMP）环磷酸腺苷

cyclic GMP（cGMP）环磷酸鸟苷

cyclin 细胞周期蛋白

cyclin-dependent kinase（CDK）细胞周期蛋白依赖性激酶

cycling cell 周期中细胞/连续分裂细胞

cyclosporin 环孢菌素

cystein aspartic acid specific protease（caspase）半胱氨酸天冬氨酸特异性蛋白酶（胱天蛋白酶）

cytochalasin B 细胞松弛素 B

cytochemistry technique 细胞化学技术

cytochrome C（cyt C）细胞色素 C

cytochrome oxidase（COX）细胞色素氧化酶

cytogenetics 细胞遗传学

cytokinesis 胞质分裂

cytomics 细胞组学

cytophysiology 细胞生理学

cytoplasmic peripheral protein 细胞外周蛋白

cytoplasmic plaque 胞质斑

cytoplasmic ring 胞质环

cytosine（C）胞嘧啶

cytoskeleton 细胞骨架

cytosociology 细胞社会学

D

dark-field microscope 暗视野显微镜

death domain（DD）死亡结构域

death inducing signaling complex（DISC）死亡诱导复合体

death receptor（DR）死亡受体

dedifferentiation 去分化

deoxyribonucleic acid（DNA）脱氧核糖核酸

depactin 蚕食蛋白

dermatan sulfate（DS）硫酸皮肤素

desaturase 去饱和酶

desmin 结蛋白

desmocollin 桥粒胶蛋白

desmoglein 桥粒黏蛋白

desmoplakin 桥粒斑蛋白

desmosomal plaque 桥粒斑

desmosome junction 桥粒连接

desmosome 桥粒

detergent 去垢剂

diacylglycerol (DAG)甘油二酯,二酰甘油

diakinesis stage (减数分裂)终变期

differential centrifugation 差速离心法

differential expression 差异表达

digestive vacuole 消化泡

dimer 二聚体

diplotene stage 双线期

direct division 直接分裂

discontinuous secretion 非连续性分泌

displacement loop D 环/替代环

displacement 替代

divergence 发散/差异

DNA ladder DNA 梯状条带

DNA microarray DNA 微阵列芯片

DNA stainability DNA 可染性

docking protein 停靠蛋白/船坞蛋白

dolichol 多萜醇

double messenger system 双信使系统

Drosophila melanogaster 黑腹果蝇(拉丁名)

dynamic instability 动态不稳定性

dynamin 发动蛋白

dynein arm 动力蛋白臂

dystrophin 肌营养不良蛋白

E

early endosome 早期内体

ectoderm 外胚层

effector protein 效应蛋白

effector 效应分子

elastase 弹性蛋白酶

elastic fiber 弹性纤维

elastin 弹性蛋白

electric coupling 电耦联

electric synapse 电突触

electrochemical driving force 电－化学驱

动力

electrochemical proton gradient 电化学质子梯度

electron microscope 电子显微镜

electron transport respiratory chain 电子传递呼吸链

electrophoresis 电泳

elementary particle 基粒

elongation phase 延长期

embed 包埋

embroyoid body 胚状体/拟胚体

embryo stem cell (ES 细胞)胚胎干细胞

embryonic germ cell 胚胎生殖细胞

emission light 发射光

end blocking protein 末端阻断蛋白

endocrine 内分泌

endocytosis 胞吞作用

endoderm 内胚层

endolysosome 内溶酶体

endomembrane system 内膜系统

endoplasmic reticulum (ER)内质网

endoplasmic reticulum stress (ERS) 内质网应激

endosome 内体

endosymbiotic hypothesis 内共生学说

endothelial selectin E-选择素/内皮选择素

entactin 巢蛋白

enzyme cytochemistry 酶细胞化学技术

enzyme 酶

epidermal growth factor (EGF)表皮生长因子

epidermolysis bullosa simplex 单纯性大疱性表皮松解症

epithelial cadherin (E-cadherin) E-钙黏着蛋白

epithelial growth factor (EGF)表皮生长因子

epithelial-mesenchymal transition (EMT) 上皮-间质转换

equilibrium phase 平衡期

equilibrium sedimentation 平衡沉降

eR lamina ER 扁囊

eR overload response（EOS）内质网超负荷反应

eR tubule ER 小管

eR vesicle ER 小泡

erythropoietin（Epo）促红细胞生成素

eubacteria 真细菌

eukarya 真核域

eukaryotic cell 真核细胞

exocytosis 胞吐作用

exosome 外泌体

expression vector 表达载体

extracellular matrix（ECM）胞外基质

extrinsic membrane protein 外在膜蛋白

F

facilitated diffusion 易化扩散

fas ligand(FasL) Fas 配体

fascin 肌成束蛋白

fatty acid 脂肪酸

fatty acyl CoA 脂酰辅酶 A

f-class proton pump F-型质子泵

fibrillin 原纤维蛋白

fibroblast 成纤维细胞

fibronectin（FN)纤连蛋白

fibrosis 纤维化

fibrous corona 纤维冠

fibrous protein 丝状蛋白

filament severing protein 纤维切割蛋白

filamin 细丝蛋白

filopodia 丝状伪足

fimbrin 丝束蛋白/毛缘蛋白

fish-trap 捕鱼笼式

fixation 固定

flagella 鞭毛

flexion 弯曲

flip-flop 翻转

flippase 翻转酶

flow cytometer 流式细胞仪

fluid mosaic model 流动镶嵌模型

fluidity 流动性

fluid-phase endocytosis 液相内吞

fluorescence activated cell sorter 荧光激活细胞分选仪

fluorescence microscope 荧光显微镜

fluorescence photobleaching recovery 荧光漂白恢复

fluorescence real-time quantitative PCR (qPCR)荧光实时定量 PCR

fluorescence resonance energy transfer (FRET)荧光共振能量转移

fluorochrome 荧光染料

focal adhesion kinase（FAK）黏着斑激酶

focal adhesion 黏着斑

folding 折叠

forming face 形成面

fragmentation 片段化

fragmin 片段化蛋白

freeze-etching 冰冻蚀刻

G

G protein coupled receptor（GPCR）G 蛋白耦联受体

gap junction 间隙连接

gastric acid 胃酸

gated transport 门控运输

gated 门控

gelsolin 凝溶胶蛋白

gene chip 基因芯片

gene therapy 基因治疗

genetic defect 遗传缺陷

genome 基因组

genomic imprinting 基因组印记

genomics 基因组学

glial fibrillary acidic protein 胶质原纤维酸性蛋白

glucose regulated protein 94 葡萄糖调节蛋白 94

glucose transporter (GLUT) 葡萄糖转运体

glycocalyx 糖萼/多糖蛋白质复合物

glycogen phosphorylase 糖原磷酸化酶

glycolipid 糖脂

glycolysis 糖酵解

glycophosphatidylinositol linked protein (GPI) 糖基磷脂酰肌醇锚定蛋白

glycoprotein 糖蛋白

glycosaminoglycan (GAG) 糖胺聚糖

glycosylation 糖基化

glycosyltransferase 糖基转移酶

golgi body 高尔基体

golgi complex 高尔基复合体

golgi stack 高尔基体堆

grafting experiment 移植实验

granular endoplasmic reticulum (GER) 颗粒内质网

green fluorescent protein (GFP) 绿色荧光蛋白

growth factor receptor-bound protein 2 (GRB2) 生长因子受体结合蛋白 2

gTP binding protein GTP 结合蛋白/G 蛋白

guanine (G) 鸟嘌呤

guanylate cyclase (GC) 鸟苷酸环化酶

H

hammerhead 锤头状

hay-flick life span Hay-flick 界限

head group 头部基团

heat shock protein 70 (Hsp70) 热激蛋白 70

heavy strand promoter (HSP) 重链启动子

helix-loop-helix (HLH) 螺旋-环-螺旋

hematopoietic stem cell (HSC) 造血干细胞

hematoxylin 苏木精

hemidesmosome 半桥粒

heparin sulfate (HS) 硫酸乙酰肝素

heparin 肝素

hepatic stem cell 肝干细胞

hepatoblast 肝母细胞/成肝细胞

heptad repeat 七肽重复区

heterogenous 异质性

heterophagic lysosome 异噬溶酶体

heterophagic vacuole 异体吞噬泡

heterophagic lysosome 异噬溶酶体

heterophilic binding 异亲型结合

heterotroph 异养生物

high performance liquid chromatography 高压液相层析

his-Asp-Glu-Leu (HDEL) 组氨酸-天冬氨酸-谷氨酸-亮氨酸

histone 组蛋白

homeobox gene 同源异形框基因

homeobox 同源异形框

homeodomain protein 同源异形域蛋白

homeodomain 同源异形域

homologous chromosome 同源染色体

hormone regulatory element (HRE) 激素调节元件

house-keeping gene 管家基因

human genome protect (HGP) 人类基因组计划

human immunodeficiency virus (HIV) 人类免疫缺陷病毒

huntington disease (HD) 亨廷顿舞蹈症

hyaluronic acid (HA) 透明质酸

hyaluronidase 透明质酸酶

I

Ig-superfamily (IgSF) 免疫球蛋白超家族

immune-precipitation 免疫沉淀

immunocytochemistry (ICC) 免疫细胞化学技术

immunoglobin-superfamily (Ig-SF) 免疫球蛋白超家族

immunoglobulin heavy chain-binding protein 免疫球蛋白重链结合蛋白

immunomagnetic microsphere 免疫磁珠

immunotherapy 免疫治疗

imprinted gene 印记基因

in situ hybridization (ISH) 原位杂交技术

in vitro 离体

in vivo 在体

inactivation of signaling protein 信号蛋白失活

inactive lysosome 无活性溶酶体

indirect division 间接分裂

induced pluripotent stem cell(iPS) 诱导多能干细胞

infantile spinal muscle atrophy 幼稚性脊柱肌肉萎缩症

infolding 内折

inhibitor of NF - kB (IkB) 核因子 kB 抑制子

inhibitory protein 抑制性蛋白

inner cell mass (ICM) 囊胚内细胞团

inner centromere protein (INCENP)内着丝粒蛋白

inner membrane 内膜

inner nuclear membrane 内核膜

inner plate 内板

inner zone (middle space) 中间间隙

inositol triphosphate (IP3)三磷酸肌醇

inserting into the membrane 入膜

inside out 由内向外

insoluble neurofibrillary tangle (NFT) 不溶性神经纤维缠结

insulin 胰岛素

integral membrane protein 整合膜蛋白

integrin family 整联蛋白家族

integrin 整联蛋白

intercristae space 嵴间腔

interferon (IFN) 干扰素

interleukin (IL) 白介素

intermediate filament 中间纤维

intermembrane space 膜间腔

internal reticular apparatus 内网器

internal signal peptide 内信号肽

internalization 内化

interphase 分裂间期

intracellular anchor protein 细胞内锚定蛋白

intrinsic membrane protein 内在膜蛋白

ion channel receptor(ICR) 离子通道型受体

ion channel 离子通道

ionic coupling 离子耦联

isoelectric focusing 等电聚焦电泳

isoelectric point 等电点

J

janus kinase (JAK) Janus 激酶

juxtacrine interaction 近分泌相互作用

K

karyoplasm 核质

karyotype 核型

keratan sulfate (KS) 硫酸角质素

keratin filament 角蛋白丝

keratin 角蛋白

kinesin 驱动蛋白

kinetochore domain 着丝粒结构域

kinetochore 动粒/着丝粒

L

lag phase 延迟期

lamella structure model 片层结构模型

lamellipodia 片状伪足

lamin 核纤层蛋白

laminin (LN)层粘连蛋白

laser capture microdissection 激光捕获显微切割技术

late lysosome 晚期溶酶体

lateral diffusion 侧向扩散

leader peptide 导肽

leptotene stage 细线期

leucine zipper(L - Zip)亮氨酸拉链

leukemia 白血病

leukocyte selectin L-选择素

ligand 配体

ligand-gated channel 配体门控通道

light microscope 光学显微镜

light strand promoter（LSP）轻链启动子

linker protein 连接蛋白

linker-dependent binding 连接分子依赖型结合

lipid anchored protein 脂锚定蛋白

lipid bilayer 脂双层

lipid raft 脂筏

lipid-linked protein 脂连接蛋白

lipid-rich region 富脂区

lipofuscin 脂褐素

liposome 脂质体

liquid-crystal state 液晶态

liver stem cell 肝干细胞

locus control region（LCR）基因座控制区

longevity gene 长寿基因

low density lipoprotein（LDL）低密度脂蛋白

luminal subunit 腔内亚单位

luxury gene 奢侈基因

lymphoma 淋巴瘤

lys-Asp-Glu-Leu（KDEL）赖氨酸-天冬氨酸-谷氨酸-亮氨酸

lysosomal integral membrane protein（LIMP）溶酶体整合膜蛋白

lysosomal-associated membrane protein（LAMP）溶酶体结合膜蛋白

lysosome 溶酶体

M

macroautophagy 巨自噬

magnetic resonance imaging（MRI）磁共振成像

malignancy 恶性肿瘤

mannose-6-phosphate（M-6-P）甘露糖-6-磷酸

Marfan syndrome 马方综合征

master control gene 主控基因

maternal effect gene 母体效应基因

matrix metalloproteinase（MMP）基质金属蛋白酶

matrix processing protease（MPP）基质作用蛋白酶

matrix space 基质腔

matrix targeting sequence（MTS）基质导入序列

maturation promoting factor（MPF）成熟促进因子

mature face 成熟面

medial Golgi stack 中间膜囊

medical cell biology 医学细胞生物学

meiosis 减数分裂

membrane asymmetry 膜不对称性

membrane binding protein 膜结合蛋白

membrane biology 膜生物学

membrane carbohydrate 膜糖

membrane lipid 膜脂

membrane protein 膜蛋白

membrane transport protein 膜转运蛋白

membrane-associated cell fate determinant 膜相关细胞命运决定因子

mesenchymal cell 间质细胞

mesenchymal stem cell（MSC）间充质干细胞

mesoderm 中胚层

messenger RNA（mRNA）信使 RNA

metabolic coupling 代谢耦联

metaphase 中期

micelle 分子团/微团

microautophagy 微自噬

microbody 微体

microcinematography 显微电影摄影术

microenviroment homeostasis 微环境稳态

microfibril 微原纤维

microfilament（MF）微丝

microRNA（miRNA)微小 RNA

microscopic structure 显微结构

microsome 微粒体

microspike 微刺

microtubule associated protein (MAP) 微管结合蛋白

microtubule organizing center（MTOC）微管组织中心

microtubule 微管

microvilli 微绒毛

minus end 负端

Mitochondrial DNA (MtDNA) 线粒体 DNA

mitochondrial import stimulatory factor (MSF)线粒体输入刺激因子

mitochondrial permeability transition pore (MPTP) 线粒体渗透性转换孔

mitochondrial transcription factor1 (mtTF)线粒体转录因子1

mitochondrion 线粒体

mitophagy 线粒体自噬

mitosis 有丝分裂

mitotic apparatus 有丝分裂器

mixed function oxidase 混合功能氧化酶

molecular chaperone 分子伴侣

monolycistron 单顺反子

monomer sequestering protein 单体隔离蛋白

monooxygenase 加单氧酶系

monosaeccharide 单糖

motif 基序

motor protein 马达蛋白

mucopolysaccharide 黏多糖

multidrug resistance protein (MDR) 多药抗性运输蛋白

mycoplasma 支原体

myelin figure 髓样结构

myeloid body 髓样体

myosin Ⅰ 肌球蛋白 Ⅰ

myosin 肌球蛋白

N

Na$^+$-glucose cotransporter Na$^+$-葡萄糖转运体

NADH-CoQ oxidoreductase NADH-CoQ 氧化还原酶

nascent polypeptide-associated complex (NAC)新生多肽相关复合物

necrosis 坏死

nerve growth factor receptor (NGFR) 神经生长因子受体

nestin 干细胞蛋白/巢蛋白

neural cadherin (N-cadherin) N-钙黏着蛋白

neural cell adhesion molecule (N-CAM)神经细胞黏附分子

neural stem cell(NSC) 神经干细胞

neuroblast 神经母细胞

neurofilament protein 神经丝蛋白

neutral or basic keratin 中性/碱性角蛋白

niche 壁龛

nicotinic acetylcholine receptor (nAChR)烟碱型乙酰胆碱受体

nitric oxide (NO)一氧化氮

nitric oxide synthase 一氧化氮合酶

N-linked glycosylation N-连接糖基化

noncoding RNA(ncRNA)非编码 RNA

nonhistone 非组蛋白

nuclear basket 核篮

nuclear envelope 核被膜

nuclear factor-kappa B (NF-kB) 核因子 kB

nuclear lamina 核纤层

Nuclear magnetic resonance (NMR) 核磁共振

nuclear membrane 核膜

nuclear pore complex (NPC)核孔复合体

nuclear pore 核孔

nuclear transfer 核移植

nuclear-cytoplasmic ration 核质比

nucleating phase 成核期

nucleation 成核

nucleoid 类核体/拟核

nucleolar organizing region（NOR） 核仁组织区

nucleoplasmic ring 核质环

nucleoprotein 核蛋白

nucleotide 核苷酸

O

occludin 闭合蛋白

occluding junction 封闭连接

oligomer 寡聚体

oncogene 癌基因

origin of heavy strand replication（O_H）重链复制起始点

origin of light strand replication（O_L）轻链复制起始点

origin recognition complex（ORC）起始点识别复合体

origin 起始点

orthodox aquaporin 传统水通道

osteogenesis imperfecta 成骨发育不全症

outer membrane 外膜

outer nuclear membrane 外核膜

outer plate 外板

outside in 由外向内

over-expression 过表达

oxidative phosphorylation 氧化磷酸化

P

pachytene stage 粗线期

pairing domain 配对结构域

paracrine factor 旁分泌因子

paracrine 旁分泌

parietal cell 壁细胞

passive diffusion 被动扩散

P-class ion pump P-型离子泵

pemphigus 天疱疮

pericentriolar material 中性粒旁物质

perinuclear space 核周隙

peripheral membrane protein 周边蛋白

peripherin 外周蛋白

permeability transition pore（PT pore）渗透转变孔

Peroxisomal targeting signal（PTS）过氧化物酶体引导信号

peroxisome 过氧化物酶体

peroxisome autophagy 过氧化物酶体自噬

phagocytic vesicle 吞噬泡

phagocytosis 吞噬作用

phagolysosome 吞噬溶酶体

phagosome 吞噬体

phalloidin 鬼笔环肽

phase contrast microscope 相差显微镜

phase transition 相变

phosphatidic acid 磷脂酸

phosphatidylcholine（PC）磷脂酰胆碱/卵磷脂

phosphatidylethanolamine（PE）磷脂酰乙醇胺/脑磷脂

phosphatidylinositol（PI）磷脂酰肌醇

phosphatidylinositol-4,5-biphosphate（PIP2）4,5-二磷酸磷酯酰肌醇

phosphatidylserine（PS）磷脂酰丝氨酸

phosphocholine 磷酸胆碱

phosphodiesterase（PDE）磷酸二酯酶

phosphoglucomutase 磷酸葡萄糖变位酶

phosphoglyceride 甘油磷脂

phospholipase C（PLC）磷脂酶 C

phospholipid exchange protein（PEP）磷脂交换蛋白

phospholipid 磷脂

pinocytic vesicle 胞饮泡

pinocytosis 吞饮作用

pinosome 胞饮体

piwi-interacting RNA（piRNA）

Placental cadherin(P-cadherin) P-钙黏着蛋白

plectin 网蛋白

plakoglobin 斑珠蛋白

plasma fibronectin 血浆纤连蛋白

plasma membrane 质膜

plasmid 质粒

plasticity 可塑性

platelet selectin P-选择素

platelet-derived growth factor (PDGF)血小板源生长因子

platelet-epithelial cell adhesion molecule (PE-CAM) 血小板上皮细胞黏附分子

pluripotency 多项分化潜能

pluripotent stem cell 多能干细胞

plus end 正端

point end 指向端

polycistron 多顺反子

polycistronic transcription 多顺反子转录

polyglutamine disease 多聚谷氨酰胺病

polymerase chain reaction(PCR) 聚合酶链反应

polymerization phase 聚合期

ponticulin 膜桥蛋白

populational asymmetry division 种群不对称分裂

porin 孔蛋白

post-lysosome 后溶酶体

power station 动力工厂

prelysosome 前溶酶体

premature chromosome condensation (PCC)早熟凝集染色体

premature senescence 早熟性衰老

prepeptide 前肽

prereplication complex 预复制复合体

presequence binding factor(PBF)前体蛋白结合因子

primary culture 原代培养

primary lysosome 初级溶酶体

prion 朊病毒

preautophagosome (PAS) 自噬前体

procollagen 前胶原

profilin 抑制蛋白

progenitor cell 祖细胞/前体细胞

programmed cell death (PCD)程序性细胞死亡

programmed cell death protein 1 (PD-1) 程序性细胞死亡蛋白1

programmed death factor ligand 1 (PD-L1) 程序性死亡因子配体1

prokaryotic cell 原核细胞

prometaphase 前中期

protein chip 蛋白质芯片

protein disulfide isomerase (PDI)蛋白质二硫键异构酶

protein kinase C (PKC) 蛋白激酶 C

protein phosphatase 蛋白磷酸酶

proteoglycan (PG) 蛋白聚糖

proteomics 蛋白质组学

protocadherin 原钙黏附蛋白

proto-lysosome 原溶酶体

proto-oncogene 原癌基因

protoplasm 原生质

pro-α-chain 前 α 链

puromycin 嘌呤霉素

pyroptosis 细胞焦亡

Q

quiescent cell 静止期细胞

R

radial spoke 放射辐

radiation 辐射/放射线

radioisotope 放射性同位素

reactive oxygen species (ROS)活性氧/活性氧簇

receptor down-regulation 受体下调

receptor inactivation 受体失活

receptor sequestration 受体没收

receptor 受体

receptor-mediated endocytosis 受体介导的胞吞作用

recombination nodule 重组结

recycling endosome 再循环内体

regulated secretion 受调分泌

replicative senescence 复制性衰老

residual body 残余体

respiratory chain 呼吸链

restriction nuclease 限制性核酸内切酶

restriction point(R 点) 限制点

retention protein 驻留蛋白

retention signal 驻留信号

reticulophagy 内质网自噬

retrograde transport 逆向转运

reverse transcription 反转录

rhodopsin 视紫红质

ribonucleic acid (RNA)核糖核酸

ribophagy 核糖体自噬

ribosomal RNA(rRNA) 核糖体 RNA

ribozyme 核酶

rNA interference (RNAi) RNA 干扰

rNA-induced silencing complex (RISC) RNA 诱导沉默复合体

rotation 旋转

rough endoplasmic reticulum（RER）糙面内质网

rous sarcoma virus (RSV) 劳斯肉瘤病毒

S

sarcode 原生质/肉样质

sarcoma gene *src* 基因

sarcoma 肉瘤

sarcomere 肌小节

sarcoplasmic reticulum 肌质网

satellite 随体

saturation 饱和现象

scanning electron microscope 扫描电子显微镜

scanning probe microscope 扫描探针显微镜

scanning tunneling microscope 扫描隧道显微镜

SDS polyacrylamide gel electrophoresis（SDS－PAGE）聚丙烯酰胺凝胶电泳

sealing strand 封闭索

second messenger 第二信使

secondary constriction 次缢痕

secondary culture 传代培养

secondary lysosome 次级溶酶体

secretory vesicle 分泌小泡

section 薄切片

securin 分离酶抑制蛋白

selectin 选择素

self maintenance 自稳定性

self-renewal 自我更新

semiconservative replication 半保留复制

senescence associated gene 衰老相关基因

sensor 感受分子

separase 分离酶

serine/threonine kinase（STK）丝氨酸/苏氨酸激酶

severin 切割蛋白

siderosome 含铁小体

signal hypothesis 信号肽假说

signal patch 信号斑

signal peptide 信号肽

signal recognition particle（SRP）信号识别颗粒

signal sequence 信号序列

signal transducers and activation of transcription（STAT）信号转导与转录活化因子

signal transduction 信号转导

signaling network 信号网络

signaling pathway 信号通路

simple diffusion 简单扩散

single molecular fluorescence imaging 单分子荧光成像

sliding filament model 滑动丝模型

small interfering RNA（siRNA）小干扰 RNA

small nuclear RNA 小核 RNA

smear 弥散状

smooth endoplasmic reticulum（SER）光面内质网

sodium dodecyl sulfate（SDS）十二烷基硫酸钠

soluble precursor of mitochondrial protein 线粒体蛋白可溶性前体

somatic cell 体细胞

spacial specificity 空间特异性

specific domain 特异结构域

spermatogonia stem cell 精原干细胞

spermatogonium 精原细胞

sphingomyelin（SM）鞘磷脂

spindle 纺锤体

splicing 剪接

spoke 辐

sRP-receptor（SRP-R）信号识别颗粒受体

staining 染色

steady state phase 稳定期

stem cell biology 干细胞生物学

stem cell factor（SCF）干细胞因子

stem cell niche 干细胞龛

stem cell 干细胞

sterol regulatory element binding protein（SREBP）胆固醇调节级联反应

stop transfer sequence 停止转移序列

stress fiber 应力纤维

stress-activated channel 应力激活通道

structural domain 结构域

submicroscopic structure 亚显微结构

super-resolution microscopy 超分辨显微技术

support cell 支持细胞

survival gene 存活基因

symmetry division 对称分裂

symport 共运输

synapse 突触

synapsis 联会

synaptonemal complex 联会复合体

systemic lupus erythematosus 系统性红斑狼疮

T

talin 踝蛋白

taxol 紫杉醇

telolysosome 终末溶酶体

telomere clock 端粒钟

telopeptide region 端肽区

telophase 末期

temporal specificity 时间特异性

tertiary lysosome 三级溶酶体

tetrad 四分体

thick myofilament 粗肌丝

thin myofilament 细肌丝

thymine（T）胸腺嘧啶

thymosin 胸腺素

tight junction 紧密连接

total internal reflection fluorescence microscope（TIRFM）全内反射荧光显微镜

totipotent nucleus 全能细胞核

totipotent stem cell 全能干细胞

transcription factor 转录因子

transcription 转录

transcytosis 转胞吞作用

transdetermination 转决定

trans-face 反面

transfection 转染

transfer RNA（tRNA）转运 RNA

transfer vesicle 转运小泡

transforming growth factor-β（TGF-β）转化生长因子 β

trans-Golgi network 反面高尔基网

transit amplifying cell（TAC）过渡放大细胞

transit amplifying progenitor cell（TPC）过渡放大前体细胞

translation 翻译

translational medicine 转化医学

translocation contact site 转位接触点

translocon of the inner memebrane（Tim）内膜转位子

translocon of the outer memebrane（Tom）外膜转位子

translocon/translocator 转运体易位子/转运体易位蛋白

transmembrane adhesion protein 穿膜黏着蛋白

transmembrane protein 穿膜蛋白

transmembrane transport 穿膜运输

transmission electron microscope 透射电子显微镜

transport ATPase 运输 ATP 酶

transport vesicle 转运囊泡

transporter 转运体

tricarboxylic acid cycle（TCA cycle）三羧酸循环

trophoblast 滋养层细胞

tropocollagen 原胶原

tropoelastin 原弹性蛋白

tropomyosin 原肌球蛋白

troponin 肌钙蛋白

tubulin 微管蛋白

tubulin-GTP cap 微管蛋白- GTP 帽

tumor cell 肿瘤细胞

tumor necrosis factor receptor（TNFR）肿瘤坏死因子受体

tumor-associated fibroblast 肿瘤相关成纤维细胞

tumor-associated microphage 肿瘤相关巨噬细胞

tyrosine protein kinase（TPK）酪氨酸蛋白激酶

tyrosine-specific protein kinase receptor（TPKR）酪氨酸蛋白激酶型受体

U

ubiquitination 泛素化

ultrastructure 超微结构

unfolded protein response（UPR）未折叠蛋白反应

unipotent stem cell 单能干细胞

unit membrane model 单位膜模型

unit membrane 单位膜

unit structure 结构单位

untranslated region（UTR）非翻译区

uracil（U）尿嘧啶

V

vacuole 液泡

vascular endothelial cadherin（VE-cadherin）VE -钙黏着蛋白

V - class proton pump V -型质子泵

velocity sedimentation 速度沉降

vesicular transport 囊泡运输

vesicular transport 小泡运输

video recording 电视录像

villin 绒毛蛋白

vimentin 波形蛋白

vinblastine 长春花碱

vinculin 黏着斑蛋白

viroid 类病毒

virus 病毒

voltage-gated channel 电压门控通道

W

waste product accumulation 代谢废物累积

western blotting 蛋白质印迹

X

xenophagy 异源自噬

xenopus laevis 非洲爪蟾

Y

yeast two-hybridization 酵母双杂交

Z

zegotene stage 偶线期

zeiosis 起泡作用

zygote 合子/受精卵

α – actinin　α-辅肌动蛋白

α – helix　α-螺旋

β – actinin　β-辅肌动蛋白

β – arrestin 胞质抑制蛋白

β – barrel　β-桶

β – pleated sheet 折叠片层

β – sheet　β-片层

γ – aminobutyric acid receptor（GABAR）γ-氨基丁酸受体

γ – tubulin ring complex（γ – TuRC）　γ-微管蛋白环形复合体

附录四　希腊字母表

序号	大写	小写	英文	英语音标注音	中文注音
1	A	α	alpha	/ˈælfə/	阿尔法
2	B	β	beta	/ˈbeɪtə/	贝塔
3	Γ	γ	gamma	/gɑːm/	伽马
4	Δ	δ	delta	/ˈdeltə/	德尔塔
5	E	ε	epsilon	/ˈepsɪlɒn/	伊普西龙
6	Z	ζ	zeta	/ˈzætə/	截塔
7	H	η	eta	/ˈiːtə/	艾塔
8	Θ	θ	theta	/ˈθiːtə/	西塔
9	I	ι	iota	/aɪˈəʊtə/	约塔
10	K	κ	kappa	/ˈkæpə/	卡帕
11	Λ	λ	lambda	/ˈlæmdə/	兰布达
12	M	μ	mu	/mjuː/	缪
13	N	ν	nu	/njuː/	纽
14	Ξ	ξ	xi	/ksi/	克西
15	O	o	omicron	/ˈɑmɪˌkrɑn/	奥米克戎
16	Π	π	pi	/paɪ/	派
17	P	ρ	rho	/rəʊ/	肉
18	Σ	σ	sigma	/ˈsɪgmə/	西格马
19	T	τ	tau	/taʊ/	套
20	γ	υ	upsilon	/ˈipsɪlon/	宇普西龙
21	Φ	φ	phi	/faɪ/	佛爱、斐
22	X	χ	chi	/kaɪ/	希
23	Ψ	ψ	psi	/ps/	普西
24	Ω	ω	omega	/ˈəʊmɪgə/	欧米伽

参考文献

[1] 张静波. 细胞生物学实验技术[M]. 北京:化学工业出版社,2011.

[2] 张光谋. 医学细胞生物学实验技术[M]. 北京:科学出版社,2013.

[3] 杨建一. 医学细胞生物学与遗传学实验指南[M]. 北京:科学出版社,2015.

[4] 李芬. 细胞生物学实验技术[M]. 北京:科学出版社,2007.

[5] 王波. 医学细胞生物学实验指导[M]. 广州:中山大学出版社,2017.

[6] 程晓丽,贺颖,齐华,等. 细胞生物学与医学遗传学实验指导[M]. 郑州:郑州大学出版社,2007.